편안하고 즐겁게 당뇨병 다스리기

편안하고 즐겁게

당뇨병
다스리기

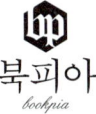

북피아
bookpia

편안하고 즐겁게 당뇨병 다스리기

초판 인쇄 2006년 5월 20일
초판 발행 2006년 5월 24일

지은이 민족의학연구소
펴낸이 김재욱
펴낸곳 북피아
주소 서울시 강남구 일원동 687-1 태경빌딩 2층
전화 02-459-1761
팩스 02-459-1762
등록 제 3-970호(1995. 7. 28)

ISBN 89-87522-54-7 03510

값 10,000원

언제부터인가 '당뇨병' 이라는 병명을 흔하게 듣게 되었다. 물론 당뇨병은 근래에 갑자기 생긴 질병이 아니다. 당뇨병은 아주 오래 전부터 있었던 병이지만 근래에 부쩍 그 환자의 수가 증가되고 있다. 현대와 같이 식생활이 풍요로워지고 생활수단이 편리해진 환경 속에서는 영양이 과잉 축적되고 운동량은 감소하여 당뇨병 환자의 수가 급격히 증가된 것이 아닌가 생각된다.

당뇨병의 증상은 통증을 호소한다거나 겉으로 어떤 증상이 나타나지 않고 다만 초기에는 그저 몸이 나른하고 기운이 없는 정도이다. 다만, 신체적으로 이상증상이 나타나는 일이라면 오줌에 당분이 섞여 나오는 정도이다. 그래서 당뇨병을 처음 발견하는 것은 야외에서 소변을 보았을 때 오줌이 떨어진 곳에 개미가 많이 모여든다는 것을 보고 알아차리는 경우가 많다. 개미는 당분을 즐겨 섭취하는 곤충이기 때문이다.

당뇨병은 참으로 고치기 어려운 병으로 인식되고 있다. 실제로 당뇨병 환자는 치료하는 동안 매우 고통스러운 나날을 보내게 된다.

첫째, 식이요법으로, 체내에 당분이 축적되지 않도록 하기 위해서 당을 조성하는 음식물을 가급적 삼가는 식생활을 하고 있다.

둘째, 과다한 빈뇨로 인해 탈수현상을 일으키기 쉬우므로 충분한 수분보충에 신경을 써야한다.

그 밖에도 여러 가지 까다로운 치료방법 때문에 여간 곤혹스러운 나날을 보내지 않으면 안 된다. 또한 정신적으로 '나는 난치병 환자' 라는 생각 때문에 건강한 정신상태를 유지하지 못한다.

하지만 실의에 잠겨 있을 필요는 없다.

현재 당뇨병의 퇴치를 위한 다양한 연구가 진행되고 있으며 그 결과 환자의 고통도 놀라울 정도로 가볍게 해주고 있어 머지않아 당뇨병을 완전 퇴치시킬 수 있는 서광이 비칠 것으로 보인다.

당뇨병이란 환자 자신의 의지와 인내, 그리고 노력이 그 무엇보다도 치료에 큰 힘이 된다고 생각한다.

이 책은 당뇨병으로 고통을 받고 있는 환자 여러분에게 치료에 도움이 되는 병리상식과 치료방법을 제공하는 길잡이가 되고자 쓰여졌다.

당뇨병으로 고통을 받고 있는 환자 여러분의 빠른 쾌유를 간절히 소망한다.

제3장 당뇨병 식이요법

제4장 당뇨병 운동요법

부록

소리 없이 다가오는 당뇨병

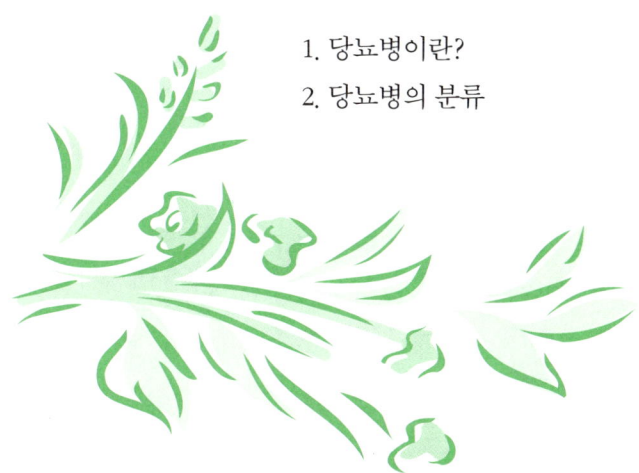

1. 당뇨병이란?

 당뇨병(糖尿病)이란 이름 그대로 당이 소변에서 나오는 병이다. 원명으로는 '다이아베테스 멜리투스(Diabetes mellitus)'라고 한다.

 당뇨병은 기원전부터 존재하던 아주 오래된 병으로 이 병의 가장 큰 특징인 소변에서 당이 나오는 증상을 이름으로 사용하게 되었다. 하지만 현대의학이 발달하면서 모든 당뇨병 환자의 소변에서 당이 나오는 것은 아니라는 것이 알려지게 되었고, 당뇨병의 가장 큰 특징은 혈당의 수치가 올라간다는 것을 알게 되었다.

 오랜 역사 자료를 보면 과거에도 당뇨병이 존재했지만 이것은 왕이나 권력자 등 극히 일부의 계층에 한정되어 있었고, 현재와 같이 많은 사람들이 당뇨병에 걸리지는 않았다. 이러한 이유는 현대 사회를 살아가는 사람들의 생활방식과 환경의 변화와 무관하지 않다.

 우리 인류는 오랜 옛날부터 갑자기 적의 습격을 받아도 즉시 전투태세에 돌입할 수 있고, 식료품이 소진되어 기아상태에 빠지더라도 견뎌낼 수 있도록 에너지원인 포도당을 뇌에 최우선적으로 보낼 수 있는 몇 가지의 호르몬을 준비하게 되었다. 그러기 위해서는 교감신경을 긴장시켜 혈당치를 올려야 했기 때문에 부교감 신경보다 교감신경이 우선적으로 진화되었다. 이처럼 우리의 신체는 굶주림에 적응하는 구조로 되어 있다.

또 음식물을 여분으로 섭취했을 때에는 그것을 몸속에서 지방으로 만들어 저장하도록 되어 있는 것도 인류의 역사 가운데에서 습득된 기아나 질병에 대비하는 보험과도 같은 것이다.

이와 같이 우리의 신체는 긴급사태나 기아에 대비책을 만들며 진화하였다. 하지만 현대생활처럼 과식이나 운동부족 같은 상황은 이제까지의 역사 속에서 체험한 일이 없기 때문에 고대로부터 진화되어온 신체의 시스템은 이로 인하여 발생하는 사태에 대해서는 아무런 대비책이 없었다. 과식과 운동부족과 같은 현대 사회생활의 특징들이 대비책을 가지고 있지 않은 우리의 몸을 위협하고 있는 것이다.

당뇨병은 세계적으로 증가되는 추세에 있다. 종래 곡물이나 야채, 생선 등을 먹었던 개발도상국의 국민들에게서도 늘고 있다. 또 개 썰매를 사용했던 북극권의 사람들 가운데에도 스노우모빌 등의 보급으로 인해 당뇨병의 발병률이 높아지고 있다는 보고도 있다. 이러한 이유는 식생활의 서구화나 자동차의 발달로 인한 운동부족 등에서 원인을 찾을 수 있다. 이러한 당뇨병의 증가 현상은 사회가 발전할수록 폭발적으로 증가하게 될 것이라 생각된다. 이러한 현상에서 벗어날 수 있는 방법은 당뇨병을 일으키는 과식, 지방의 과다섭취를 줄이고 운동량을 체크 해야한다.

활동별 에너지

활동상태	체중당 에너지
입원환자 또는 누워 있는 상태	25 kcal/kg
가벼운 활동	25~30 kcal/kg
보통 활동	30~35 kcal/kg
심한 활동	35~40 kcal/kg

1) 당뇨병의 주요 증상

당뇨병은 우리 몸의 모든 부분에 영향을 미쳐 각종 증상과 문제점들을 야기 시킬 수 있다. 일단 당뇨병이 발생하여 혈당이 별로 높지 않은 상태일 경우 특이한 증상이 없으나 고혈당이 심화되면 3多 증상이 발생한다. 즉 입맛이 좋아 음식 섭취량이 많아지고 갈증을 자주 느끼게 된다. 특히 차가운 물이나 당분이든 음료수를 많이 섭취하고 소변양도 많아지며 체중감소와 피로감 및 시력이(눈이 침침해지는) 감퇴되는 현상이 발생하게 된다. 당뇨병은 모든 연령층에서 발병될 수 있으나 40대 이후에 가장 많이 발생되는 질환이며 모두 그런 것은 아니지만 대체로 비만인 사람에게 호발 한다. 따라서 40대의 연령층으로 비만인 사람이 쉽게 피로를 느끼며 특별한 이유 없이 갑자기 체중이 감소되는 현상이 있으면 일단 당뇨병을 의심할 필요가 있다. 무엇보다도 가장 흔한 증상은 특별한 이유 없이 발생하는 만성적인 피로감이라고 할 수 있다.

당뇨병의 증상은 당뇨병의 정도나 유병기간에 따라서 나타나는 증상의 양상이 다양하다. 즉 당뇨병의 초기에 고혈당의 정도가 심하지 않을 경우 특이한 증상이 없다. 일단 고혈당이 심해지면 증상이 나타난다.

초기증상은 당뇨병의 급성합병증인 구갈, 체중감소, 당뇨병성 케톤산혈증, 당뇨병성 고삼투압성 혼수 등을 들 수 있고 만성 합병증은 주로 고혈당에 기인하여 혈관계 및 신경계에 구조적 및 기능적 이상으로 각종 기관에 기능장애를 초래하는 증상들이 나타난다. 대표적인 당뇨병의 만성 합병증은 당뇨병성 망막증, 당뇨병성 신증, 당뇨병성 신경증들이다. 이 밖에 당뇨병에서 면역계 기능저하 및 혈액순환 장애로 인하여 감염성 질환이 흔히 발생된다.

① 다뇨(多尿)

다뇨란 하루에 소변을 보는 횟수가 지나치게 많은 경우를 말한다. 보통 일반인의 경우 0.3~0.5 l 의 소변이 방광에 차게 되면 배뇨의 욕구를 느끼게 된다. 이러한 욕구는 긴장상태에 있다거나 날씨가 춥다거나 하는 것과 같은 주위상황에 따라서 조금씩 달라지지만, 성인의 경우 하루에 평균 4~5회 정도의 배뇨를 하게 되고 총 배뇨의 양은 약 1~1.5 l 정도가 된다.

일반적으로 다뇨라고 하면 하루에 배출하는 소변의 양이 2 l 가 넘는 경우를 말하는데 이러한 경우는 소변의 농도도 엷다.

이러한 다뇨의 증상이 발생을 하면 일단 당뇨병을 의심해 볼 필요가 있다.

② 공복감

당뇨병에 걸리면 소변으로 당이 배출되기 때문에 우리 몸에서 필요한 칼로리를 평소에 섭취하던 음식의 양으로는 공급할 수 없게 된다. 우리의 몸은 원활한 신진대사를 하기 위하여 계속적으로 칼로리를 더 요구하게 되고 이것은 계속되는 공복감으로 나타나게 된다.

공복감과 평소보다 음식을 많이 먹는 증상이 나타났다는 것은 당뇨병이 어느 정도 악화되었다는 것을 말한다.

③ 갈증(渴症)

갈증이 나타나는 이유는 공복감과 같은 원인이다. 즉, 소변을 많이 보게 되므로 나타나는 현상이다. 또한 혈당치가 높아져서 갈증을 느끼는 경우도 있다.

④ 체중감소

당뇨병에 걸리게 되면 음식을 통해서 흡수된 당(糖)이 몸속에서 에너지로 사용되지 못하고 소변을 통해서 몸 밖으로 배출된다. 이러한 경우 우리의 몸은 신진대사를 원활히 할 수 있는 에너지가 부족하게 되고 몸 안에 축적해 놓았던 에너지인 지방과 단백질을 사용하게 된다. 그 결과 우리의 체중은 계속 감소하게 된다. 이 또한 당뇨병이 많이 진행된 상태를 나타낸다.

⑤ 피로감

에너지를 효율적으로 이용하지 못하므로 신진 대사가 원활하지 못하여 쉽게 피로를 느낀다. 피로는 당뇨 초기부터 나타나며 가장 흔한 당뇨병의 증세의 하나이다. 이는 다른 여러 가지 원인에 의해서도 발생되기 때문에 피로감만으로 당뇨병을 의심하여 진단하기가 어렵다. 당뇨병에 의해서 발생된 피로는 당뇨병을 치료하면 이내 소실된다.

※ 그 밖의 당뇨병 증상
① 피부증상

당뇨병은 피부에 가려움증을 일으키는데 비뇨생식기 부위와 항문주변에 흔히 발생된다. 가려움증이 때로는 극심한 경우도 있다. 당뇨병이 발생되면 우리 몸의 면역기능이 저하되어 피부에 부스럼, 종기 및 무좀이 잘 생기고 피부에 상처가 나면 혈액순환장애 및 면역기능저하로 인하여 치유가 잘 되지 않는 경우도 있다. 당뇨병에 의해서 관절증상이 나타나기도 하는데, 주로 손가락과 같은 작은 관절에 발생되는데 특히 5번째 손가락이 더 심하다.

주증상은 관절의 운동 제한으로서 관절의 동통을 느끼지 못한다. 이는 주로 당뇨병에 의해서 피부의 두께가 증가하기 때문이다. 즉 당뇨병이 장기화되면 피부가 두꺼워지고 피부색은 병색이 짙은 창백한 색으로 변한다. 또한 피부의 주름이 소실되어 겉이 번들거리는 공피증과 유사한 피부를 보일수도 있다. 당뇨병에 흔히 동반되는 고지혈증으로 인하여 피부에 황색증이라고 하는 반점이 눈꺼풀에 발생되는 수도 있다.

② 산부인과적 문제

부인과 외래를 찾아온 환자 중에서 맨 처음 부인과의사에 의해서 당뇨병으로 진단되는 경우가 흔하다. 이는 당뇨병 환자의 경우 캔디다증이라 불리는 곰팡이균에 의한 감염으로 국부가 심히 가렵고 냉증이 흔히 발생되기 때문이다.

당뇨병을 가진 환자가 임신을 하거나 임신도중 당뇨병이 발생된 경우 상당한 문제점이 야기 될 수 있다. 당뇨병 환자가 임신하면 태아의 기형 발생율이 3~6배 높으며 산후 신생아 사망율도 높다. 이러한 경우 태아가 비대해져서 거대아(체중 4kg이상)를 분만하는 경우가 흔하여 산모에게 출산전후로 많은 문제점을 일으키는 수도 있다.

③ 발기부전, 불감증

당뇨병을 가진 남자의 경우 발기부전 증세가 나타나는 경우가 많다. 이 증상은 당뇨병이 어느 정도 경과한 후 나타나는 것이 대부분인데 당뇨병의 존재를 모르고 상당기간 지난 경우는 당뇨의 초기증상이 될 수도 있다.

④ 신경계 이상

당뇨병에 의한 신경손상은 당뇨병이 장기간 지속된 후에 발생한
다. 그렇지만 당뇨병의 존재를 모르고 장기간 지난경우에는 신경
계 이상 증세 때문에 당뇨병을 발견하는 수도 있다.

흔한 증상으로 일부 피부나 발 또는 종아리 부위에 감각이 둔해지
거나 저린 감각, 화끈거리는 느낌 또는 어떤 물체나 피부가 접촉
만해도 통증 등을 느끼는 감각이 예민해지는 증상이 나타날 수 있
다. 이러한 증세들은 야간에 더 심해진다. 예를 들면 밤에 다리의
경련이 잘 발생한다든가. 때로는 안구를 움직이는 근육 운동신경
에 마비가 일시적으로 발생되어 물체를 볼 때 초점이 안 맞거나
물체가 이중으로 보일 때가 있다. 이러한 증세는 4~6주 경과되면
흔히 저절로 호전되는 수가 있다.

⑤ 간 · 소화기계 증상

치료되지 않은 당뇨병에서 간기능이상이 나타나는데 소위 지방
간이라고 한다. 지방간은 간에 지방이 축적되어 간 비대와 간기능
에 이상을 초래하는 질환이다. 지방간은 당뇨병이 없이 비만증만
으로도 흔히 발생되는 질환이다. 이는 혈당조절이 적절히 되면 곧
개선될 수 있는데, 일단 지방간이 진단되면 당뇨병의 발생여부를
확인할 필요가 있다.

당뇨병의 초기증상은 아니나 장기간의 당뇨병으로 인하여 당뇨
병성 자율신경계 이상이 초래됨으로서 식도 및 위장관계 이상이
동반될 수 있다. 즉 식도의 운동장애로 인하여 속쓰림 및 소화불
량증세가 발생될 수 있고 위장 장애로 인하여 오심과 구토증세 및
복부 팽만감등이 발생 된다. 또한 소장 및 대장의 운동장애로 인

하여 반복적인 설사와 변비가 번갈아 발생될 수도 있다.

당뇨병 환자에서 급성 췌장염의 발생빈도도 높으며 급성 췌장염이나 담낭염이 발생되면 그 증상이 정상인보다 심한 경우가 많아서 이로 인한 사망의 위험성이 높다.

⑥ 신장 및 비뇨기계 이상

당뇨병의 초기 증상으로 다뇨증이 나타난다. 5~8년 정도 당뇨병이 장기간 지속될 경우 소변검사를 하면 단백뇨가 나오며 고혈압과 부종이 동반된다. 이렇게 소변검사에서 단백뇨가 발생되면 수년 내에 신부전증으로 이행되어 복막투석이나 혈액투석을 해야만 생명을 유지시킬 수 있는 시기가 올 수도 있다.

이 밖에 방광수축의 부전에 의해서 배뇨장애와 특히 여자의 경우 신우신염, 방광염등이 나타날 가능성이 높아진다.

2) 당뇨병의 진단

당뇨병의 대표적인 증상이 나타났다고 하더라도 가장 정확한 진단방법은 혈액검사이다. 혈액검사를 하여 혈당(血糖)이 높게 나타나면 당뇨병이라 할 수 있다.

정상적인 사람의 혈당치는 보통 100mg/dl로 나타내는데 이것은 혈액 100cc에 0.1g의 포도당이 함유된 상태를 말하는 것이다.

건강한 사람의 혈당치는 아침 식사 전(공복 시)에 60~110mg/dl, 식후 2시간에서는 140mg/dl이라는 범위로 유지된다. 당뇨병 환자는 공복 시에 혈당치가 140mg/dl 이상, 식후 2시간에서는 200mg/dl 이상일 때 치료가 필요한 사람으로 본다. 당뇨병 환자와 건강한 사람의 혈당치 중간에 해당되는 사람은 당뇨병 환자로 진행할 가능성이 높기 때문에 조심해야 한다.

　우리가 건강검진 등을 통하여 당뇨병 검사를 할 때는 보통 공복 시의 혈당치 밖에 조사할 수가 없다. 하지만 가벼운 증상의 당뇨병이라면 식전의 혈당치가 올라가지 않으므로 통상적인 검진으로는 발견하기가 어렵다. 그래서 당뇨병의 예비군 쯤 되는 유형에서는 경구당부하 검사법을 받아볼 것을 권하고 있다. 유전적으로 가족 가운데 당뇨병환자가 많으면 비만, 고혈압, 고지혈증, 스트레스가 쌓이기 쉽고 잠재적으로 당뇨병에 걸리기 쉽다. 가족 중에 당뇨환자가 많은 사람은 경구당부하 검사를 받아보기 권한다.

성인의 경구당부하 검사(75g 포도당 부하)에 의한 당뇨병 판정

판정구분	포도당 농도(mg/dl)			
	경과시간	정맥혈장	모세혈관전혈	정맥 전혈
당뇨병	공복시	≥140	≥120	≥120
	2시간 후	≥200	≥200	≥180
경계형 당뇨병	공복시	〈140	〈120	〈120
	2시간 후	〈200	〈200	〈180
	공복시	〈110	〈100	〈100
정　상	1시간 후	〈160	〈160	〈140
	2시간 후	〈120	〈120	〈110

경구당부하검사법은 식사를 하지 않고 검사를 받는다. 포도당 75g을 200~300ml의 물에 희석하여 마시고 30분마다 채혈을 한다. 그 검사에 의해서 당뇨병이냐 정상이냐 혹은 경계형(境界型) 당뇨병이냐가 판명된다. 일반적으로는 아무 일도 없는 사람이 갑자기 당뇨병에 걸리는 경우는 없다. 반드시 경계형 당뇨병을 거쳐서 당뇨병으로 발전하는 것이다.

3) 당뇨병에 걸리는 원인

현재까지 당뇨병에 걸리는 원인을 확실하게 밝혀내지는 못했지만, 대체로 유전적인 원인과 환경적인 원인에 의하여 발병하는 것으로 보고 있다. 그렇다면 현재까지 당뇨병의 발생원인과 관계가 있는 것들에 대하여 간단하게 살펴보자.

① 유전적 원인

당뇨병의 경우, 지금까지 경험적으로 볼 때, 부모가 당뇨병인 경우 자식이 당뇨병에 걸릴 확률이 높다. 보통 부모 양쪽이 당뇨병인 경우 자식은 약 50%정도가 당뇨병에 걸리게 되고, 부모 한쪽이 당뇨병인 경우는 약 25%, 모두 건강한 경우에는 약 1%가 당뇨병이 발생을 한다고 한다.

이러한 자료로 보았을 때, 가족 중에 당뇨병 환자가 있는 경우에는 항상 당뇨병에 대하여 주의를 기울이고 조심해야 한다.

② 나이

연령이 높아질수록 당뇨병이 많아진다. 건강한 정상인이라도 나이가 들면 포도당을 비롯한 에너지 대사 기능이 점차 나빠진다. 연령 증가에 따라 혈당이 높아지는 경향은 노화와 관련이 있다.

지금까지 알려진 바로는 당뇨병이 가장 잘 걸리는 연령대는 40대로 나타나고 있다. 한 통계자료에 의하면 과반수 이상의 당뇨병 환자들이 이 연령대에서 나타난다는 보고도 있다. 하지만 요즘은 연령대가 점점 낮아지는 현상이 나타나고 있다. 또한 젊은층에서의 당뇨병 환자는 대체로 병세가 급속하게 나빠지는 형태를 많이 보인다. 여러 가지 원인이 있겠지만 서구화된 생활습관에 의한 원인이 큰 것 같다.

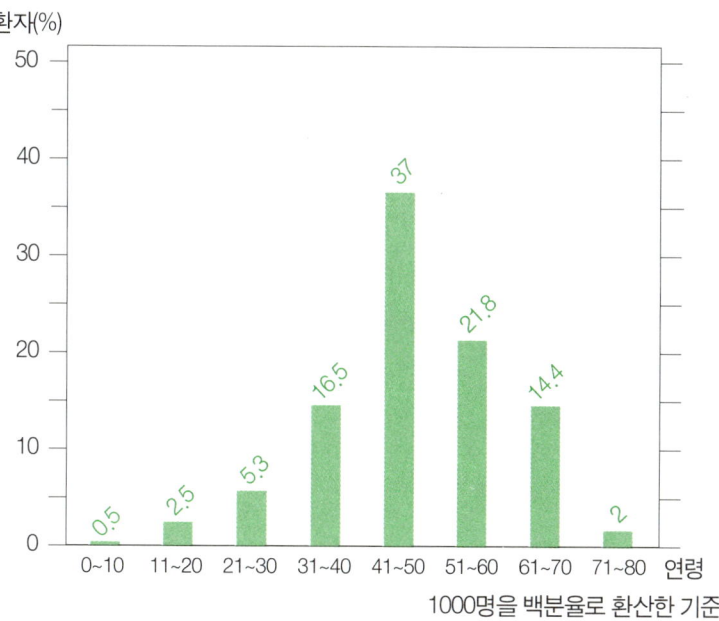

당뇨병환자의 연령분포표

환자(%)

1000명을 백분율로 환산한 기준

③ 비만

비만과 당뇨병이 밀접한 상관관계에 있다는 것은 이미 잘 알려진 사실이다. 비만에도 유전소인(遺傳素因)과 환경요인이 관계된다. 지방세포의 세포막에 있는 β₃아드레날린 수용체 유전자(受容體 遺傳子)의 변이 같은 유전자 이상으로 인해서 당뇨병이 발병하기 쉬운 비만도 있다.

내장지방은 여러 가지 물질(유리지방산, 종양괴사인자, PA1-1, 레프틴 등)을 분비하여 피하지방보다도 내장지방의 축적이 당뇨병,

고혈압, 고지혈증(高脂血症) 등의 성인병과 관련된다는 보고가 있다.

내장지방의 축적은 고혈압, 고지혈증, 당뇨병 등의 동맥경화성 질환을 유발하는 원인이 되므로 충분히 체크하고 항상 주의를 기울여야 한다.

④ 식사

경제적으로 풍요로운 나라일수록 당뇨병이 많이 발생한다. 우리나라도 국민 소득이 증가함에 따라 식사량 및 칼로리 섭취량이 증가하고 당뇨병의 발생률도 거의 정비례하여 증가하고 있다. 이러한 사실은 식사가 당뇨병의 발병에 매우 중요한 역할을 하고 있다는 것을 증명한다.

⑤ 스트레스

환자들 중에는 자신의 당뇨병이 스트레스 때문에 발생하였다고 생각하는 사람들이 매우 많다. 스트레스가 심하면 에피네프린(아드레날린)이라는 호르몬이 분비되어 혈당이 높아진다. 그러나 이것은 잠깐 동안에 일어나는 반응이며 지속되지는 않는다. 오히려 스트레스가 오래 지속되면 부신피질 호르몬인 코티솔이 분비되어 인슐린의 작용을 방해한다.

⑥ 바이러스

바이러스가 당뇨병을 일으킨다는 사실은 오래 전부터 알려져 왔으며, 1984년에는 한 노르웨이 학자가 볼거리(유행성 이하선염)를 앓고 난 환자에게 당뇨병이 생겼다는 연구 결과를 발표하기도

했다. 영국 학자들은 Ⅰ형 당뇨병이 감기가 유행한 다음에 많이 생기는 원인이 콕사키 바이러스 때문임을 밝혀냈다. 또 5~6세의 어린이나 13~14세 아이들에게 많이 발생한다고 알려졌다. 최근에는 콕사키 바이러스 이외에도 여러 바이러스가 당뇨병에 관여한 다는 사실이 발견됨과 더불어 동물 실험으로도 당뇨병과 바이러스의 관계가 증명되었다.

⑦ 약물

보통의 건강한 사람들에게는 아무런 이상을 일으키지는 않으나 당뇨병의 유전적 소인을 가지고 있는 사람들에게는 혈당을 높이거나 당뇨병을 악화시킬 수 있는 약물들이 있다.

가. 경구 피임약은 인슐린 합성을 저해하여 혈당을 높일 수 있다.
나. 고혈압 치료에 사용되는 이뇨제는 소변으로 나트륨과 칼륨을 동시에 배출하여 혈압을 낮추고 인슐린 분비를 억제시켜 혈당을 높인다.
다. 갑상선 호르몬은 신진 대사를 촉진하여 인슐린이 많이 필요하게 만들고 부신피질 호르몬도 당뇨병을 일으키거나 악화시킨다.

4) 폭발적으로 증가하는 당뇨병

의료기관들은 앞으로도 당뇨병 환자가 점점 증가할 것이라고 예상하고 있다. 당뇨병에 걸리는 우리나라 국민이 앞으로 현재의 1.5배만 되어도 큰 사회문제가 될 것이다.

1997년 헬싱키에서 개최된 국제 당뇨병회의에서는 당뇨병이 세계적인 전염병이 되고 있다는 보고가 있었다. 보통 사람들은 전염병이라면 페스트나 천연두 등을 생각한다. 하지만 당뇨병도 이 병들처럼 전 세계적으로 빠르게 증가하고 있다는 것이다. 다만 이 현대의 전염병은 페스트나 디프스처럼 '적'이 누구인지를 확실하게 아는 감염이 아니라 적이 잘 보이지 않아 몇 년, 몇 십 년 간에 걸쳐서 온몸을 야금야금 잠식해 나가는 만성질환이라는 점이 다르다.

현재 세계의 당뇨병 환자는 1억3천5백만 명으로 WHO(세계보건기구)는 추산하고 있고, 2025년까지는 3억 명에 달할 것이라고 경고하고 있다. 그 가운데에서 특히 발병률이 높은 것이 개발도상국이다. 이른바 선진국의 대열에 끼려면 당뇨병이 만연될 수밖에 없다는 것이다.

2. 당뇨병의 분류

1) I형 당뇨병(인슐린 의존형)

I형은 인슐린 의존형이라고도 부르며 우리나라 당뇨병환자의 약 3~4%가 이 유형이다. 다시 말해서 β세포에 대한 면역반응이 일어나 언젠가는 인슐린이 고갈되어 버리는 경우에 해당된다.

이 경우에는 인슐린을 정확하게 보충해 주지 않으면 생명을 유지하지 못하게 된다. 인슐린 공급에는 인슐린 주사방법이나 주입펌프를 사용한 피하주입방법 등이 이용되는데 하루 4~5회 인슐린을 주사해야 한다. 피하에 주입하는 인슐린은 모세혈관에서 흡수되어 온몸으로 흘러가는데, 이것은 정상적인 인슐린의 이동경로와 다르기 때문에 적절한 인슐린의 양을 조절하기가 매우 어렵다.

당뇨병 I형은 원인을 알 수 없는 돌발성과 β세포에 대한 자기면역이상으로 인해서 일어나는 유형 등 두 가지가 있다. 후자는 β세포와 반응하는 자기항체 GAD항체가 양성으로 나타난다.

우리나라의 경우 I형 당뇨병 환자가 전체 당뇨병 환자의 3~4%정도에 지나지 않지만 I형 당뇨병과 II형 당뇨병의 비율은 민족에 따라서 많은 차이가 있다. 한 예로 핀란드 헬싱키에서는 당뇨병 환자의 약 30%가 I형이다. I형 당뇨병은 백인에게 많이 나타나는 경향이 있다.

2) Ⅱ형 당뇨병(인슐린 비의존형)

당뇨병에는 몇 가지의 종류가 있다. 그 가운데에서 우리나라 사람의 95~97%를 차지하는 것이 Ⅱ형 당뇨병이다. Ⅱ형 당뇨병은 예전에는 인슐린 비의존형 당뇨병(NIDDM) 또는 중·고령자에게 많이 나타나 '성인형 당뇨병'이라고 불렀다. 그러나 최근에는 아이들이나 젊은이에게도 증가되어 '성인형 당뇨병'이란 호칭은 없어졌다.

Ⅱ형 당뇨병은 혈당치를 올려주는 호르몬이 지나치게 많이 나오거나, 혹은 세포의 인슐린 수용체 감도의 저하나 개체 숫자의 감소, 또는 인슐린을 분비하는 췌장(랑게르한스섬 β세포)의 기능이 나빠져서 발생하는 것으로 알려져 있다.

현대의학에서는 당뇨병 Ⅱ형 발병의 원인을 소인(素因)과 유인(誘因)으로 나누어 생각한다.

소인이라고 하는 것은 유전을 말하는 것이다. 하지만 이것은 '당뇨병으로 되기 쉬운 소질'이 유전된다는 것으로서 당뇨병 그 자체가 유전된다는 것은 아니다. 인슐린 분비기능에 관련된 유전인자, 인슐린 저항성에 관한 유전인자, 비만에 관한 유전인자 등이 유전된다는 것이다.

유인이라고 하는 것은 과식, 비만, 운동부족, 스트레스 등을 말한다. 소인에 유인이 가중되어 당뇨병에 걸린다는 것이다. 다시 말해서 부모로부터 '당뇨병에 걸릴 체질'을 물려받은 사람이 과식이나 비만 등이 겹치고 스트레스가 방아쇠 작용을 하여 당뇨병이 된다는 것이다.

Ⅱ형 당뇨병에는 비만(肥滿)형과 마른 사람이 있다. 특히 비만에다 당뇨병에 걸리기 쉬운 유전인자를 보유하고 있는 사람은 다량의 인슐린을 장기간 분비하게 됨으로써 췌장이 이를 견디지 못하고 약화

되어 인슐린 생산능력이 극단적으로 떨어지기 쉽다.

'비만은 당뇨병의 친구'라고 부를 정도로 그 관계는 밀접하다. 지방을 지나치게 많이 끌어들여 세포의 수용제의 감지능력이 둔화되면 인체는 포도당을 세포 에너지로 끌어들이기 때문에 인슐린을 더 많이 분비하게 된다. 다시 말해서 열쇠구멍(수용체)이 막히거나 수가 줄어들어 열리기 어렵게 되었기 때문에 더 많은 열쇠(인슐린)를 만들어 억지로 열려고 하는 것과 같다.

인슐린이 다량으로 분비되는 상태가 계속되면 그 제조자인 췌장은 지쳐 쓰러지게 된다. 결국 인슐린이라는 소중한 열쇠를 만들어내는 능력이 극단적으로 떨어져 버리는 것이다.

그리고 인슐린의 분비가 떨어지면 포도당은 세포에 공급되지 못해 모처럼 만들어 놓은 소중한 에너지원이 자꾸만 오줌으로 버려지게 되어 많은 양을 먹어도 쇠약해진다.

혈당치를 올리는 쪽의 호르몬은 많이 있지만 내리는 쪽의 호르몬은 단 하나 인슐린뿐이다. 인슐린은 대단히 중요한 작용을 하고 있지만 이것을 보조해주는 호르몬은 달리 찾아볼 수 없다.

II형 당뇨병의 위험 인자가 무엇인지 알고 있는 것이 매우 중요하다. 미국의 경우 최근 1800만명 이상이 II형 당뇨병을 앓고 있다. 미국 질병 예방 통제 센터(이하 CDC)에 따르면 남성의 경우 3명 중 1명 꼴로, 여성의 경우 5명중 2명꼴로 당뇨병 발병 가능성이 있다고 한다.

II형 당뇨병 위험인자 중 일부는 자신의 힘으로 통제할 수 없는 것이며, 다음과 같다.

① 45세 이상의 연령층
② 부모나 형제 중에 당뇨병 환자가 있는 경우

③ 미국의 경우 아프리카계, 라틴계, 아시아계 미국인, 미국 원주민, 태평양 군도 출신

④ 임신성 당뇨병을 앓았거나 4kg이 넘는 아기를 출산한 경험이 있는 여성

그러나 조절 가능한 위험 인자도 있기 때문에 이것들 중 더 많은 위험 인자를 없앨 수 있다면 당뇨병 발병 위험은 그 만큼 더 줄어들게 된다.

스스로 통제할 수 있는 위험 인자들은 다음과 같다.

① 과체중

② 운동을 안 하는 생활 습관

③ 140/90mmHg보다 높은 혈압

④ 혈중 좋은 콜레스테롤(HDL) 농도가 35mg/dl 보다 낮은 것

⑤ 혈중 나쁜 콜레스테롤(HDL) 농도가 250mg/dl 보다 높은 것

혈압과 혈중 콜레스테롤 수치, 중성 지방 수치를 조절하고 정상 체중을 유지하면 당뇨병을 예방할 수 있고 건강을 유지할 수 있다. 이를 위하여 자신에게 맞는 운동 요법과 식이 요법을 개발해야 하고 이때 거쳐야 할 여러 단계에 관하여 건강 관리팀과 상의해야 한다.

또한 당신은 건강한 식습관을 갖고 자신에게 맞는 식단을 짜기 위해 영양사와 상담을 할 수도 있다. 과일, 야채, 도정하지 않은 곡물처럼 포화 지방 함량이 적고 섬유소가 풍부한 음식을 골라 먹는 것에서부터 시작해보자. 이처럼 작은 변화가 당신의 건강에는 큰 효과를 가져오게 될 것이다.

한동안 운동을 하지 않았다면 천천히 시작해야 한다는 점을 명심

해야 한다. 공원을 걷거나 아니라면 정원을 가꾸는 일이라도 자신이
좋아하는 일부터 시작해 보자!

Ⅰ형과 Ⅱ형 당뇨병의 특징

	Ⅰ형 당뇨병 (인슐린 의존형)	Ⅱ형 당뇨병 (인슐린 비의존형)
발병연령	유년기, 청소년기	40세 이후
발병형태	급격히 발병한다.	서서히 발병한다.
유전	자주	항상
체중	정상, 또는 저체중	체중과다, 또는 비만
임상증상	다뇨, 다갈, 다식증	당뇨, 고혈당증
혈장 인슐린	0~극소량	적정량, 또는 과다한 양이고 일부는 인슐린의 양이 점차 감소하나 결여되지는 않았다.
혈당치	췌장 β세포의 감염정도와 인슐린 투여량에 따라 혈당 변동폭이 크다.	인슐린 비의존형보다 혈당 변동폭이 적으며 인슐린 투여 량에 크게 좌우되지 않는다.
간종	많다.	드물다.
케토시스	흔하다.	드물다.
혈관 합병증	드물다.	흔하다(발병기간 5년 후에 흔히 나타나기 시작한다)
식이요법	식이요법만으로는 치료 할 수 없다.	초기에는 식이요법만으로도 치료할 수 있다.
인슐린 투여	모든 환자에게 필요하다.	20~30% 환자에게만 필요하다.
구강 혈당강하제	부적절하다.	효과적이다.

WHO가 말하는 II형 당뇨병 원인과 치료

WHO(세계보건기구)에서는 II형 당뇨병(NIDDM)의 고위험인자로서 '유전', '거대아 출산자(巨大兒 出産者)', '고혈압이나 비만 등의 만성대사 증후군' 외에 다음과 같은 사람들이 쉽게 II형 당뇨병에 걸릴 수 있다고 경고를 하고 있다.

① 전통적인 생활습관에서 서구화된 생활습관으로 변한 사람

② 전원사회에서 도시사회로 이주한 사람

③ 활동적인 생활습관에서 앉아 있는 때가 많은 생활습관으로 바뀐 사람

또 WHO의 연구 보고에 따르면 II형 당뇨병(NIDDM) 발병의 환경인자로서 영양, 비만, 운동 부족을 들고 있다.

그 가운데에 '영양 인자'라는 항목에서는 선진국 및 많은 개발도상국의 '풍요로운 식사'가 건강에 악영향을 미치고 있다는 것이 판명되었다.

또, 포화지방(飽和脂肪)의 섭취 증가와 섬유질의 섭취저하가 인슐린 감수성의 저하 및 내당능(耐糖能) 이상을 야기 시킨다고 한다.

WHO는 당뇨병을 개선(인슐린 저항성을 감소시킨다)하기 위해서는 생활습관을 바꿔야 한다는 것을 지적하고 있다. 그 내용을 간략하게 소개하면,

① 비만의 치료의 예방

② 고지방식의 회피(에너지 소비를 저하시키고 인슐린 감수성을 높인다)

③ 식사할 때 탄수화물을 대부분 가공하지 않은 식물에서 섭취하고 가용성섬유(可溶性纖維)를 섭취한다.

④ 당뇨병을 유발할 가능성이 있는 약물을 피하거나 신중하게 사용한다.

⑤ 운동촉진(운동은 체중에 대한 영향과는 무관하게, 인슐린 감수성에 매우 유효하다.)

이처럼 당뇨병의 개선에는 '저지방, 고식물성 섬유'가 중요하다. 그리고 이것은 비단 당뇨병만이 아니라 암이나 고혈압, 동맥경화 등 모든 성인병에 유효하다.

3) 임신성 당뇨병

　많은 수의 여성들은 임신 중에 당뇨병 증상이 발생하는 경우가 있다. 임신 중에 처음 발견되는 당뇨병을 임신성 당뇨병이라고 하는데 임신부의 약 1~3%에서 임신 2기 또는 3기에 나타난다. 산모에게는 별다른 증상이 나타나지는 않지만 태아에게 신생아 저혈당증 등과 같은 합병증을 유발할 수 있으므로 이를 예방하기 위해서 산모의 혈당을 엄격히 조절해야 한다.

　임신성 당뇨병은 보통 출산 후 없어지지만 임신성 당뇨병이 있었던 산모는 이후 약 5~10년 이내에 30~40%, 일생동안 거의 50%이상 II형 당뇨병이 발생하는 것으로 알려져 있다. 임신 중 고혈당의 정도와 출산 후 혈당 농도에 비례하여 위험도가 증가한다. 따라서 출산 후 수개월 내에 반드시 당부하 검사를 해야 한다.

　태어난 아기도 성장하면서 비만과 소년기, 청년기에 혈당 상승 위험이 있으나 이에 대한 적절한 대책에 대해서는 아직 정립된 바 없다.

　임신성 당뇨병은 산모에게 표면적으로 나타나는 증상이 거의 없기 때문에 진단을 하기가 매우 힘들다. 그렇기 때문에 가족 중에 당뇨병 환자가 있는 경우는 임신 24~28주 때 임신성 당뇨병 검사를 하는 것이 좋다.

　임신성 당뇨가 있는 여성들도 대부분 건강한 아기를 출산한다. 하지만 그래도 의사의 세심한 추후 관찰이 필요하다. 다음 중 한 가지 이상이 본인에게 해당되면 임신성 당뇨가 발생할 위험이 크다는 것을 염두에 두어야 한다.

- 25세 이상이다.
- 과체중이다.

· 가족 중에 당뇨병 병력이 있는 사람이 있다.
· 4kg이상 되는 아기를 출산한 적이 있다.

임신성 당뇨는 임신부와 아기에게 힘든 일일 수 있다. 임신성 당뇨가 치료되지 않으면 본인과 아기에게 다음과 같은 문제들이 생길 가능성이 크다.

① 임신성 당뇨의 위험성
가. 거대아
거대아란 출산한 아이가 비정상적으로 큰 경우이다. 임신 중 혈당이 너무 높으면 혈액 속의 잉여 포도당이 아기에게로 간다. 아기에게 공급되는 인슐린 양이 많아진다는 의미이다. 잉여 포도당과 잉여 인슐린으로 인해 아기가 정상보다 크고 뚱뚱하게 자라게 되므로 난산을 유발하게 된다. 정상보다 큰 아기는 건강상의 문제가 더 잘 생기고 나중에 당뇨병에 걸리기 쉽다.

나. 저혈당
저혈당은 혈당이 낮은 것이다. 분만 바로 전이나 분만 중에 산모의 혈당이 너무 높으면 아기가 태어날 때 저혈당이 될 수 있다. 산모의 잉여 포도당이 아기에게로 간다. 그러면 아기가 인슐린을 더 많이 만들게 되는 것이다.
분만 후 아기는 더 이상 산모로부터 잉여 포도당을 받지 못하므로 만들어진 잉여 인슐린으로 인해 아기의 혈당이 떨어지게 되는 것이다. 아기의 저혈당은 출생 후에 바로 병원에서 치료할 수 있다.

다. 황달

태어나기 전 아기는 적혈구를 많이 만든다. 그러나 분만 후에는 아기에게 그렇게 많은 적혈구가 필요하지 않게 되어 적혈구들이 파괴된다. 이렇게 적혈구가 분해 되면서 빌리루빈이 발생하게 된다. 아기의 간이 빌리루빈을 대사하지만 아기의 간이 충분히 성숙되어 있지 않으면 빌리루빈 대사가 어려워질 수 있다. 그럴 때 잉여 적혈구와 빌리루빈이 아기의 몸에 남아 피부를 노랗게 물들인다. 이것이 황달이다.

황달은 병원에서 특수한 광선을 사용해 치료할 수 있다. 황달은 치료하지 않으면 위험할 수 있으므로 아기를 집으로 데려오기 전에 치료법에 대해 의사와 상의해야 한다.

라. 고케톤

케톤은 인체가 저장 지방을 태워 에너지를 만들 때 생긴다. 다량의 케톤은 산모와 아기에게 해를 줄 수 있다. 아침 첫 소변을 받아 검사하면 본인이 너무 많은 케톤을 만들고 있는지 알 수 있다. 산모가 아기와 자신을 위해 충분히 먹고 마시지 않으면 케톤이 축적될 가능성은 커진다. 반드시 정해진 시간에 식사와 스낵을 모두 잘 챙겨 먹어야 한다.

마. 임신중독

임신중독의 대표적인 증상은 고혈압, 발과 다리의 부종, 단백뇨이다. 다른 증상으로는 두통, 구역, 구토, 복통, 눈이 침침해지는 것 등이 있다. 자간전증을 치료하지 않으면 산모와 아기 모두 경련, 혼수, 사망으로 이어질 수 있다.

바. 요로 감염

혈당이 높으면 요로 감염이 일어나기 쉽다. 요로 감염의 원인은 보통 세균으로, 혈당이 높을 때 훨씬 빨리 증식한다.

요로 감염의 증상은 자주 소변을 보고 싶다거나, 소변을 볼 때 동통과 작열감이 있고, 탁한 소변이나 혈뇨, 요통, 복통, 열, 오한 등으로 나타난다.

② 임신성 당뇨의 관리법

임신 24~28주 사이에 임신성 당뇨 검사를 받는다. 임신성 당뇨임이 판명되면 당뇨병 전문가의 도움을 받아 다음과 같은 것들을 배워두는 것이 좋다.

가. 식사 계획을 따르는 것

식사 계획을 지키면 혈당이 너무 높아지는 것과 너무 낮아지는 것을 피하는 데 도움이 될 것이다.

나. 운동 프로그램을 따르는 것

운동은 혈당 수치를 낮추는 데 도움이 될 수 있다.

다. 혈당 자가 관찰

이것은 본인의 임신성 당뇨 관리 계획이 잘 되어가고 있는지 알게 해준다.

라. 소변의 케톤을 체크하는 것

케톤을 조기에 발견할수록 악화되는 것을 더 빨리 막을 수 있다. 의사에게 체크 시기와 빈도수에 대해 물어봐야 한다.

마. 인슐린을 투여하는 것

임신성 당뇨가 있으면 몸이 임신 때문에 필요한 인슐린을 모두 만들어 사용하지 못할 수 있다. 인슐린을 투여해야 할지도 모른다. 먹는 당뇨병 약은 아기에게 해로울지 모르기 때문에 사용하지 않는다.

임신성 당뇨는 보통 출산을 하고 나면 없어진다. 하지만 한 번 임신성 당뇨에 걸린 적이 있으면 장차 제2형 당뇨병에 걸릴 가능성이 커진다. 분만 후 6주 정도 지나 의사에게 추후 검진을 받을 때 혈당을 체크해 보도록 한다.

③ 임신성 당뇨의 한방 치료
임신성 당뇨의 경우 양방에서는 인슐린 요법을 사용한다. 그 이유는 당뇨에 수반되는 저혈당으로 인하여 태아의 뇌에 치명적인 손상이 발생할 것을 우려하기 때문이다.
혈당 강하제는 임신성 당뇨에는 사용하지 않는다. 태아에게 나쁜 영향을 미치기 때문이다. 한방 치료제의 경우 일반적으로 생각하는 것처럼 태아에게 이상을 주지는 않는다. 임신 3개월이 지나면 태아는 이미 하나의 객체로서 모든 것을 구비하고 있기 때문이다. 한방에서는 임신 중에 복용하여 건강한 태아를 출산하기 위한 처방들이 많이 있다. 한약의 기본은 식품이기 때문에 걱정하지 않아도 된다. 단, 산모가 불안해한다면 인슐린 요법과 병행할 수 있다.

4) 경계형 당뇨병
경계형 당뇨병이란 정상인과 당뇨병의 중간에 존재하는 일종의 회색지대이다. 이러한 사람들은 정상으로 돌아갈 수도 있지만 당뇨병 환자가 되기도 쉽다. 하지만 사람들은 아직 당뇨병이라고 확실하게 진단이 내려진 것이 아니기 때문에 별로 문제가 되지 않는다고 생각한다. 경계형 당뇨병인 사람들은 기본적으로 자신이 당뇨병에 걸리기 쉬운 체질을 가지고 있다는 것을 알고 계속적으로 조심해야 한다. 왜냐하면 비록 경계형 당뇨병이라 하더라도 당뇨병 못지않게 버젓이 심근경색이나 뇌졸중에 걸리기 때문이다.

경계형에는 두 가지 종류가 있다.

하나는 인슐린이 다량으로 분비되어 췌장의 랑게르한스섬 β세포가 피폐되어 인슐린이 잘 나오지 않아 당뇨병이 되는 것이고, 또 한 가지는 인슐린이 다량으로 계속해서 나와 당뇨병으로 되기는 어렵지만 고인슐린 혈증을 일으키는 종류이다.

40대인 당뇨병 환자는 물론 비록 경계형이라 할지라도 60대의 정상적인 사람보다도 혈관 벽이 두꺼워져서 동맥경화가 진행되고 있다고 할 수 있다. 이것은 활동적으로 일하고 겉보기에는 40대의 장년이어도 몸의 내부에서는 20년 이상이나 노화가 진행되고 있다는 것이다. 참고로 40세 이상인 10사람 중에 1사람은 당뇨병이고, 4사람 중에 1사람은 경계형이다.

경계형 당뇨병인 사람들은 아직 발병이 되지 않았다고 생각하면 위험한 생각이다. 경계형의 의미는 발병이 되기 전의 잠복기라고 이해하는 것이 좋을 것이다. 사람들은 HIV(에이즈바이러스)나 콜레라 등의 잠복기에는 민감하게 반응을 하면서도 당뇨병의 잠복기에 해당하는 경계형 당뇨병에는 아무런 관심조차 갖지 않는다.

의료인들은 당뇨병 환자의 3분의 2가 아직 치료를 받지 않고 있다고 추정하고 있다. 하물며 경계형쯤 되고 보면 대부분 방치상태일 것이다. 잠복기간이라는 것을 자각하지 못하고 있는 사람이 압도적으로 많다는 것이다.

당뇨병으로 입원을 해야 할 경우

① 당뇨병 혼수와 같은 급성일 때
생명이 위험한 상태이므로 입원치료는 절대적으로 필요하다.
② 공복 시의 혈당이 $250mg/dl$ ~ $300mg/dl$ 이상일 때
갈증, 다뇨 등 고혈당의 증상이 수반되는 경우에는 입원치료를 받는 것이
좋다.
③ 오줌에 케톤이 나오는 경우
혈당은 별로 높지 않아 $200mg/dl$ 정도이지만 오줌에 케톤이 나오는 경우
에는 입원을 권하고 있다.
우리 몸은 에너지를 얻기 위하여 탄수화물, 지방, 단백질 세가지 영양소
를 이용한다. 이 중 탄수화물이 가장 중요한 에너지원이 되지만 탄수화물
의 섭취가 부족할 때는 지방이 중요한 에너지원으로 사용된다. 이때 지방
이 분해되면서 케톤이라는 물질이 생성된다.
④ 합병증이 생겼을 때
고혈압, 고지방증 등 동맥경화를 일으키기 쉬운 질환이 합병증으로 발병
했을 경우에도 입원하는 것이 좋다. 이를테면 혈당이 $200mg/dl$, 콜레스
테롤 $300mg/dl$, 혈압이 $200mmHg$나 되는 경우 외래로 치료를 받으면 경
과 중에 뇌경색을 일으킬 위험성이 있으므로 입원을 권한다. 또, 당뇨병
과 관련이 깊은 합병증, 뇌경색이나 심근경색으로도 입원한다. 게다가 암
의 합병, 담석증의 수술, 헤르니아, 폐렴 등으로 입원치료를 받아야 할 경
우도 있다.
⑤ 복용약으로 조절이 되지 않을 때
당뇨병의 병력이 깊어져서 복용하는 약으로는 조절할 수 없을 때 합병증
검사를 겸해서 입원을 권하고 있다.

제 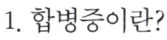장

당뇨병의 합병증

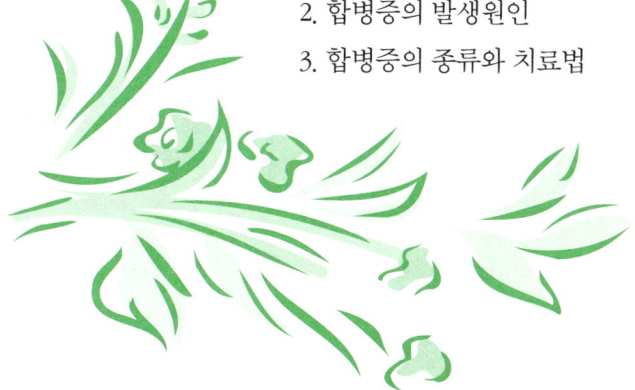

1. 합병증이란?
2. 합병증의 발생원인
3. 합병증의 종류와 치료법

1. 합병증이란?

오늘날 당뇨병이 어떠한 병인가 하는 것은 대강 알고 있지만 그것이 왜 두려운 병인가 하는 점에 대해서는 의외로 잘 모르고 있는 것 같다.

당뇨병 그 자체는 그리 두려운 것이 아니어서 치료를 받아 혈당치를 조절하면 일상생활에 아무런 불편도 없고 병이라는 사실조차 느끼지 않으며 건강을 유지할 수 있다. 그러나 혈당치가 높아지거나 불안정한 상태가 오래 계속되면 전신의 혈관이나 세포가 장애를 받아 여러 가지 합병증이 나타나게 된다. 그 합병증은 정말로 무서운 것이다.

지난날에는 '죽음의 병'이라고 했던 당뇨병도 인슐린 요법의 개발로 인해 당뇨병으로 죽는 사람은 암이나 뇌졸중, 심장병 등 다른 성인병에 비해서 그다지 많지는 않다. 하지만 당뇨병으로 인해서 발병하는 여러 가지 합병증은 참으로 위험하고 그 치료도 매우 어려운 경우가 많다. 더구나 당뇨병은 많은 질병에 대한 저항력을 극단적으로 약화시킨다. 이를테면 신장병이 발병할 확률은 당뇨병 환자가 정상인보다 무려 20배나 높아 인공투석(人工透析)을 받는 사람의 약 30%가 당뇨병 환자이다. 또 성인 이후에 중도실명(中途失明)하는 원인의 으뜸은 당뇨병성 망막증(糖尿病性 網膜症)이고, 당뇨병환자의 약

40% 정도는 당뇨병성 망막증에 걸리며, 그 가운데 10%는 3년 이내에 실명하기 쉽다고 한다. 눈의 수정체가 혼탁해져 눈이 흐려지는 백내장(白內障) 가운데 당뇨병 환자가 차지하는 비율은 25%에 이른다. 게다가 당뇨병환자는 뇌졸중이나 심근경색에 걸릴 확률이 당뇨병이 아닌 사람보다 2~4배나 높다고 하며 치료 후의 경과도 좋지 않은 경우가 많다. 당뇨병이고 게다가 고혈압이라면 뇌졸중에 걸릴 확률은 6배로 뛰어오른다. 혈관이 막혀 발끝에서부터 썩어 들어가는 괴저(壞疽)에 걸릴 확률도 5배나 높다.

또 당뇨병은 신경작용을 약화시켜 밤에 잠을 이루지 못할 정도로 다리가 아픈 당뇨병성 신경장애를 일으키기도 한다. 또한 자율신경에도 영향을 미쳐, 일어설 때 현기증을 느끼게 되거나 변비, 설사, 소변을 잘 보지 못하게 하는 현상을 동반하기도 하고 임포텐츠(성적 불능증)를 만들기도 한다.

그리고 동맥경화로 인한 혈관장애가 관상동맥(冠狀動脈), 뇌, 신장, 안저(眼底), 하지(下肢) 등 전신에 나타난다.

당뇨병 그 자체가 직접적인 사망원인이 되지는 않는다 해도 당뇨병의 합병증으로 인한 허혈성 심질환(虛血性 心疾患 : 협심증, 심근경색)이나 뇌졸중으로 사망하는 사람이 상당수에 이른다. 당뇨병적인 체질이 성인병을 낳고 있는 것이다.

2. 합병증의 발생원인

합병증은 왜 일어나는 것일까?

그것은 혈당치가 높은 상태가 계속되므로 작은 혈관(모세혈관)이 장애를 받기 때문이다.

혈액 속에 포도당의 양이 증가하면 혈관을 형성하고 있는 세포 속에서 알도우스 환원효소(還元酵素)가 작용하기 시작해 포도당을 솔비톨이라고 하는 물질로 바꾼다. 혈액 속의 혈당량이 정상적으로 유지되고 있으면 솔비톨이 만들어져도 솔비톨을 과당(果糖)으로 바꿔 세포 밖으로 배출할 수 있다. 그러나 혈당치가 높은 상태가 계속되면 계속적으로 솔비톨이 만들어지기 때문에 이를 처리하지 못해 혈관의 세포 속에 잔류한다.

세포 속에 솔비톨이 증가하면 세포 속에서의 솔비톨 농도가 높아지고, 그것을 희석시키기 위해서 삼투압 현상이 일어나 세포 밖에서 세포 안으로 수분이 들어온다. 이렇게 해서 세포는 물주머니 상태가 되어 정상적인 활동을 하지 못하고 장애가 일어나는 것이다. 특히 신장이나 눈의 망막과 신경에는 알도우스 환원효소가 많이 있어 솔비톨이 다량으로 만들어지기 쉽기 때문에 혈당치가 높은 상태로 인한 장애가 일어나기 쉬운 경향이 있다. 그렇기 때문에 당뇨병성 망막증, 당뇨병성 신증, 신경장애가 당뇨병의 삼대합병증으로서 일어나기 쉬운 것이다.

당뇨병으로 인해 고혈당의 상태가 계속되면 혈액 속의 포도당은 신체를 구성하고 있는 세포의 단백(蛋白)과 결합해 버린다. 이로 인해서 생기는 물질이 당화단백(糖化蛋白)이다. 혈당치 조절 상태를 조사하는 방법은 이러한 당화단백의 양을 조사하는 방법이다.

혈액 속의 헤모글로빈(적혈구에 함유된 빨간 색소로 산소를 운반한다)은 혈액 속의 포도당과 결합하여 당화(糖化)되는데 이것을 HbA1c(글리코헤모글로빈 · 당화헤모글로빈)라 부른다. 혈당치 조사법은 헤모글로빈이 어느 정도의 비율로 HbA1c로 변화되었는가를 조사하는 방법이다.

평균 혈당에 따른 HbA1c(당화헤모글로빈)의 양

평균 혈당(mg/dl)	HbA1c(%)
보통	3.8~6.3
111~177	6.4~7.9
178~243	8~9.9
244~310	10~11.9
310 이상	12 이상

위의 표에는 개인의 평균 혈당에 따른 일반적인 HbA1c(당화헤모글로빈)의 농도가 표시되어 있다. 혈당이 정상인 경우, 하루 평균 HbA1c(당화헤모글로빈)의 양이 6.3% 이하이고, 혈당이 비정상적으로 높은 경우 6.4% 이상으로 높은 값을 나타낸다. HbA1c의 농도는 혈당이 높아질수록 증가한다.

HbA1c의 농도는 체내의 모든 단백질의 당화 정도를 대표하는 것이다. 혈액 속의 포도당은 헤모글로빈뿐만 아니라 신체의 여러 가지 세포의 단백과 결합, 당화단백을 만든다. 당화단백은 단백이 변성(變性)된 물질이기 때문에 단백으로서의 정상적인 작용을 할 수가 없다. 따라서 혈당치가 높은 상태가 계속되면 전신에 여러 가지 장애가 나타나게 되는 것이다. 적혈구는 생성된 후 120일 후에 파괴되어 없어지므로 당화헤모글로빈의 농도는 3~4개월 동안의 평균 혈당을 반영하게 되는 것이다. 그러므로 3 ~4개월에 한 번씩은 HbA1c의 양을 측정하여 혈당조절이 잘 되고 있는지를 확인하는 것이 당뇨병 만성 합병증을 예방하는 데 중요하다.

3. 합병증의 종류와 치료법

　당뇨병의 합병증은 급성 합병증과 만성 합병증으로 나눌 수가 있다.

　급성 합병증으로는 당뇨병성 혼수나 중증인 저혈당이 있는데 이로 인해 죽음에 이르게 될 위험도 있다. 일반적으로 당뇨병의 합병증이라 하면 만성적인 합병증을 가리킨다.

　만성 합병증은 당뇨병 발병 후 바로 나타나는 것이 아니다. 혈당치가 높은 상태가 몇 년이고 계속되면 틀림없이 만성적인 합병증이 일어난다. 본인도 모르고 있는 사이 진행되어 언젠가 갑자기 증상으로 나타나는 것이므로 방심해서는 안된다.

　이를테면 혈액검사를 받아서 혈당치가 높다는 것을 알게 되고 당뇨병이라고 진단이 내려졌다고 하자. 당사자인 본인은 이 시점에서 당뇨병이라고 생각해 버리지만 실제로는 그 보다 훨씬 이전부터 혈당치가 높았을 것이다. 그런 상태가 오랜기간 지속되면 이미 합병증도 발병하고 있을 것이다.

　만성 합병증에는 당뇨병인 사람에게만 발생하는 특수한 병과, 당뇨병이 있으므로 해서 일어나기 쉬워지는 일반적인 병이 있다. 다음과 같은 대표적인 합병증이 나타난다.

- 동맥경화
- 당뇨병성 망막증(糖尿病性 網膜症)

• 당뇨병성 신증(糖尿病性 腎症)

이들은 주로 모세혈관이 장애를 받으므로써 발병한다. 이 밖에도 고지혈증, 동맥경화, 피부병, 백내장, 녹내장, 발의 괴저(壞疽), 치주병(齒周病) 등이 있다. 또는 골다공증이 생기기도 한다. 또 당(糖)의 대사에는 간장도 관계가 있어 당뇨병인 사람은 지방간인 사람이 많다. 또 C형간염이나 간경변, 간암이 보통사람보다 많은데 그것이 당뇨병과 관계가 있는지는 아직 밝혀지지 않았다. 과장하려는 것이 아니라 당뇨병은 온갖 질병의 발병에 관계된다고 말할 수 있다. 혈당치가 높은 채로 방치해 두면 그 자체와 그것으로 인해서 일어나는 여러 가지 합병증에 복합적으로 영향을 미치게 된다. 그 악순환을 예방하고 또 그것을 단절하기 위해서 항상 혈당치를 좋은 상태로 조절하지 않으면 안된다.

1) 동맥경화

혈관장애는 작은 혈관뿐만 아니라 큰 혈관인 동맥에도 일어난다. 다시 말해서 동맥경화가 되는 것이다. 동맥경화는 굵은 혈관인 동맥의 내강벽(內腔壁)에 콜레스테롤 등의 지방이 달라붙어 내강(內腔)이 좁아지고 혈관자체의 탄력성을 상실하고 혈액의 흐름도 나빠진 상태이다. 이러한 혈관은 끊어지기 쉽고 혈전(血栓)이 생기기 쉬워 동맥경화가 진행되면 막혀버리는 수가 있다. 뇌의 동맥이 막히면 뇌경색(腦梗塞)을, 심장의 혈관이 막히면 협심증이나 심근경색 등 허혈성 심질환(虛血性 心疾患)을 일으킨다.

동맥경화는 누구에게서나 일어날 수 있는 노화현상의 하나이지만 당뇨병으로 인한 혈당치가 높은 상태가 계속되면 혈관 벽에 상처가 생기고 혈액 속의 지방대사가 나빠지기 때문에 동맥경화의 진행이 빨라진다. 당뇨병 환자의 대부분은 혈액 속에 지질(脂質)이 지나치게 많은 고지혈증(高脂血症)을 수반하고 있다.

동맥경화는 혈당치가 높아진 초기에서부터 일어나는 경우도 있다. 하지만 동맥경화는 자각증상이 없기 때문에 합병증임을 모르고 넘어가는 경우도 적지 않다. 그렇기 때문에 HDL(고밀도 지단백질), LDL(저밀도 지단백질), 중성지방(TG)의 데이터를 정상으로 되돌리는 실험이나 경동맥(頸動脈)초음파 등의 검사도 중요하다. 또 당뇨병이 발병하기 전인 경계형에서 동맥경화가 진행되기도 한다. 방치된 상태로 점점 진행되어 심각한 상태가 시작돼야 비로소 알게 되는 사람도 적지 않다. 당뇨병의 합병증은 서서히 진행하는 것이므로 어떤 한 증상이 나타나게 되면 다른 합병증도 진행되고 있다고 보아야 한다.

당뇨병인 사람은 고혈압, 고지혈증, 비만, 운동부족, 흡연, 스트레스 등의 위험성을 몇 가지 겹쳐서 지니고 있는 경우가 많고 이들은 성인병의 위험요소로서 상호간에 악영향을 미치게 한다.

동맥경화가 진행되면 협심증이나 심근경색, 뇌경색 등을 일으킬 위험만 있는 것은 아니다. 발 등의 동맥이 막혀서 폐색성 동맥경화증(閉塞性 動脈硬化症)을 야기하는 경우도 있다. 동맥경화가 원인이 되는 관상동맥증(冠狀動脈症)이나 뇌경색, 폐색성 동맥경화증은 모두가 당뇨병인 사람에게 많다.

2) 당뇨병성 망막증

당뇨병성 망막증은 당뇨병으로 인해서 일어나는 망막의 장애이다. 눈에 일어나는 당뇨병의 합병증 가운데에서 가장 위험한 것이다. 당뇨병 치료를 받고 있는 환자 중 '당뇨병이 망막증을 일으킨다' 는 말을 들은 일이 있는 사람의 비율은 16.1%라는 통계가 있는데 실제로는 그보다 더 많을 것이다.

당뇨병성 망막증이 당뇨병 환자에게 두려운 합병증인 이유는 실명(失明)을 포함해서 중증인 시각장애를 일으키는 경우가 있기 때문이다. 실제로 연간 많은 당뇨병 환자가 당뇨병성 망막증으로 인한 시각장애를 일으키고 있다. 또 시각장애로 인해서 장애인 판정을 받은 사람의 원인질환을 조사한 자료에 따르면 그 으뜸이 당뇨병성 망막증이었다. 시력을 상실하는 최대의 원인이 당뇨병성 망막증인 것이다.

망막은 안구(眼球)의 가장 안쪽에 있는 상(像)을 비추는 막이다. 카메라의 필름에 해당하는 부분으로 많은 정보를 처리한다. 그렇기 때문에 산소를 많이 필요로 하여 모세혈관이 그물처럼 분포되어 있다. 이 혈관이 포도당에 의해서 장애를 받아 출혈이나 망막박리(網膜剝離)를 일으키고 심한 경우에는 실명에 이르는 병변이 당뇨병성 망막증이다.

당뇨병성 망막증은 망막의 모세혈관에 장애가 일어나 발생한다. 초기단계인 단순망막증(單純網膜症)으로 시작되어 전증식망막증(前增殖網膜症)을 거쳐서 말기단계인 증식망막증(增殖網膜症)으로 진행한다.

처음에는 모세혈관류(毛細血管瘤)라고 하는 작은 혹 모양의 응어리가 생길 뿐이지만 진행되면 모세혈관의 일부분이 막혀서 혈액이 흐르지 못하게 된다. 혈액의 흐름이 막히면 그 부분의 망막은 산소부족에 빠져서 성질이 변하게 된다. 망막에 이러한 상처가 생기게 되면 정상일 때에는 없던 대단히 미세하고 이상한 혈관들이 정상 혈관에서 증식하는 모양으로 늘어난다.

이것을 신생혈관(新生血管)의 증식이라고 하며 이 신생혈관은 매우 약하기 때문에 일상생활의 사소한 원인에도 파괴되어 망막출혈(網膜出血)을 일으킨다. 한 번의 출혈로 실명에 이르는 일은 없지만 출혈을 반복하다 보면 망막이 안구의 안쪽에서 벗겨져 망막박리를 유발하게 된다. 이렇게 되면 시야가 비뚤어지거나 좁아지거나 시력이 떨어지고 실명하는 경우도 있다. 그러므로 신생혈관의 증식이 실명의 원인이라고 말할 수 있다. 또한 신생혈관의 증식은 녹내장(綠內障)을 유발하기도 한다.

그렇다고 해서 망막증이 일어나면 반드시 신생혈관이 생기는 과정까지 진행된다는 것은 아니다. 초기에 치료해서 시력에 대한 장애도 없고 진행이 저지되는 경우도 있다. 따라서 단순망막증의 단계에서 진행을 저지하는 것이 바람직한 일이다.

당뇨병성 망막증의 예방으로는 혈당치를 최적의 상태로 조절하는 것이 가장 중요한 일이다. 혈당치가 조절되고 있어도 망막증을 일으키는 경우가 있는데 이 경우에도 식이요법과 운동요법을 규칙적으로 실행하면 시력장애를 예방할 수 있다.

단순망막증의 단계라면 혈당치를 조절함으로써 진행을 예방할 수도 있다.

그러나 일단 진행해 버리면, 다시 말해서 전증식망막증에서 증식망막증의 단계로 진행되면 혈당치의 조절만으로는 진행을 방지할 수 없다. 안과적인 치료가 필요하게 된다. 치료에는 병변이 있는 부분을 레이저 광선으로 태워 출혈을 예방하는 광응고술(光凝固術)과 출혈로 인해 탁해진 초자체(硝子體)의 일부를 절제하거나 망막의 견인(牽引)을 제거하는 초자체수술(硝子體手術) 등이 있다.

망막증은 진행되면 실명할 염려가 있는데도 불구하고 당뇨병에 대해서는 내과의사에게 정기적으로 진찰을 받고 있으면서도 안과의사에겐 진찰을 받으러 간 일이 거의 없다는 환자가 적지 않다. 따라서 혈당치가 좋은 상태로 조절되고 있어도 3~6개월 간격으로 안저 검사를 받고, 안저 사진과 형광안저 촬영을 매년 1회씩 하는 것을 권장한다.

3) 당뇨병성 신증

신장(腎臟)은 혈관이 많은 장기로서 우리가 생명을 유지하는데 매우 중요한 역할을 담당하고 있다. 그 대표적인 작용이 혈액을 여과해서 노폐물을 배출하는 일이다. 이 밖에도 다음과 같은 역할을 한다.

① 혈액의 수소이온농도(pH)를 약알칼리성으로 유지한다.
② 여분의 수분이나 나트륨을 배설하거나 반대로 수분이나 나트륨을 별로 섭취하지 않았을 때에는 소변의 양을 감량해서 몸으로부터 수분이나 나트륨의 상실을 방지한다.
③ 골수(骨髓)를 자극해서 적혈구의 생산을 촉진시키는 호르몬을 분비한다.

당뇨병으로 혈당치가 높은 상태가 여러 해 계속되면 신장의 혈관 장애를 받아 작용이 서서히 떨어지게 된다. 당뇨병성 신증은 환자의 신장 여과를 담당하는 사구체의 혈관 계통에 병변이 나타나 단백뇨가 나오기 시작하고 고혈압, 전신부종이 발병하여 신장이식 수술을 받거나 인공 신장기 등으로 요독을 제거하는 인공투석 치료를 받지 않으면 살 수 없다.

사구체 경화증이 진행되어 단백뇨가 나타나는 시기가 되면 혈당 조절을 아무리 해도 신부전증으로의 진행을 근본적으로 막을 수가 없다. 따라서 초기 소견인 미세 단백뇨를 조기에 발견하여 철저한 혈당 조절을 하는 것이 바람직하다.

당뇨병성 신증은 해마다 증가하고 있다. 지난 10년 동안에 당뇨병성 신증으로 투석을 받게 된 환자는 연간 수 백 명에서 2배 이상으로 증가되어 투석환자 전체의 3분의 1을 차지하게 되었다.

그 증가의 이유는 당뇨병 그 자체가 증가되고 있다는 것과 고령화에 따른 당뇨병을 앓고 있는 기간이 길어져 신증으로까지 진행되는 환자가 늘었기 때문이다.

그렇다면 당뇨병성 신증은 왜 발병하는 것일까?

신장은 소변을 만드는데 그 중심적인 역할을 담당하고 있는 사구체(糸球體)로서 많은 모세혈관이 구상(球狀)으로 모여있다. 사구체의 모세혈관벽(毛細血管壁)은 필터처럼 작용해서 흘러 들어온 혈액을 여과해서 오줌의 근원(원뇨)을 만든다. 원뇨는 사구체로 이어지는 요세관(尿細管)을 흐르는 사이에 몸에 필요한 성분이 다시 흡수되고 노폐물이나 불필요한 성분이 최종적으로 소변을 통해 배출된다.

혈당치가 높은 상태가 계속되면 혈액을 여과하는 사구체의 모세혈관이 굳어지고 사구체의 여과기능이 제대로 작용하지 못하게 된다. 그리고 모세혈관의 혈류(血流)가 적어져 충분히 여과를 통해 노폐물이 배출되지 못하게 되며 한편 단백질과 같은 몸에 필요한 물질이 소변 속으로 배설된다. 이것이 진행되면 신부전이 되는 것이다.

신장동맥의 혈행(血行)이 나빠지면 혈압을 올리는 호르몬이 신장에서 분비되어 혈압이 상승한다. 당뇨병 합병증의 하나로 고혈압이 있는데 당뇨병성 신증때문에 고혈압을 초래하게 되는 것이다.

─ 예방과 치료 ─

당뇨병성 신증은 다음 4가지 시기로 나눌 수 있다.

① 제1기 신증 전기(腎症前期)

모든 당뇨병 환자에게 신증이 발병하는 것은 아니다. 그러나 혈당치가 높으면 신증으로 될 염려가 있기 때문에 당뇨병인 사람은 모두가 신증전기로 진단된다. 이 단계에서는 신장의 장애는 적어 소변 속에 단백질도 검출되지 않고 또한 알부민도 음성이다. 자각증상도 없다.

② 제2기 조기 신증(早期腎症)
소변 속에 미량의 알부민이 검출된다. 그러나 크레아티닌 클리어런스 수치는 정상인 경우와 높은 경우가 있다. 이 단계로 진행되고 있는 사람은 대개 고혈압증, 망막증, 신경장애 등의 합병증도 일어나고 있다.
이 단계에서 신증의 진행을 막기 위해서는 혈당치와 혈압을 철저하게 조절해야 한다. 또한 단백질의 섭취를 제한할 필요는 없으나 단백질을 줄이는 것이 좋다.

③ 제3기 신증 출현기
소변에 미량의 알부민이 나오기 시작한 후 약 10년 정도가 지나면 본격적으로 단백뇨(蛋白尿)가 나오게 된다. 초기 동안에는 자각증상은 없지만 진행됨에 따라서 발이 부어오르거나 혈압이 높아지기도 한다.

④ 제4기 신부전기(腎不全期)
신장이 제 기능을 하지 못하게 된 상태를 말한다. 이때는 생명을 유지할 수 없기 때문에 투석요법이 필요하게 된다.
최근에는 신증의 진행을 초기에 저지하기 위해서 초기부터 단백질 섭취를 제한하는 방법이 실행되고 있다. 또 진행되었을 경우에도 초기에 투석요법을 실행하다.
투석요법이 보급된 오늘날은 신증에서 신부전이 되어도 생명을 유지할 수 있지만, 되도록 투석요법을 받아야만 하는 단계까지 진행되지 못하도록 하는 것이 중요하다. 투석요법은 만성신염에서 신부전으로 진행되어 받는 경우도 있다. 하지만 이런 경우 보다는 당뇨병의 합병증으로 투석요법에 들어갔을 경우, 생존 기간은 짧다.

4) 당뇨병성 신경장애

당뇨병성 합병증 가운데에서 가장 많이 볼 수 있는 합병증이 신경장애로서 그 증상도 다양하다. 손발이 저리거나 통증이 있고, 일어설 때 어지럽거나 발한(發汗)의 이상증상, 변비, 설사, 배뇨장애 등 전신에 다양한 증상이 일어나 생활상 불쾌감을 가져다준다.

이러한 증상들은 비교적 빠른 시기부터 나타나는 것이 특징이다. 망막증이나 신증보다도 일찍이(혈당치가 높아지고부터 5년 후 정도) 신경장애가 시작된다. 그러나 진행하지 않으면 증상이 나타나기 어렵고 처음에는 증상이 나타나도 신경장애로 인한 것이라고 생각하지 못한다. 다양한 증상이 복합해서 계속적으로 일어나면 비로소 이상 증상을 알게 되는 경우가 많다.

신경의 네트워크는 온 몸에 펼쳐 있어 뇌신경과 척수신경인 중추신경과 거기에서 분기(分岐)되어 있는 말초신경으로 되어 있다. 말초신경에는 지각신경계(知覺神經系)와 운동신경계(運動神經系) 외에 자율신경계(自律神經系)가 있다. 지각신경은 통증이나 열 등을 감지하는 신경계이고 운동신경은 손발이나 얼굴 등의 움직임을 조절하는 신경계이다. 또 자율신경은 내장의 작용이나 호르몬의 분비를 조절하고 있다.

당뇨병의 신경장애는 말초신경이 침범 당하면서 일어난다. 주로 지각신경이 침범 당해 계속 악화되면 자율신경에 이상 증상을 가져다주게 된다.

지각신경에 이상이 생기면 지각신경마비 등이 일어나 본래 느낄 수 있는 통증감각을 별로 느끼지 못하게 되며 자율신경에 이상이 생기면 소화기장애나 배뇨장애 등의 증상이 일어나게 된다. 특히 발기장애도 신경장애로 인해서 일어날 수 있다.

이러한 신경장애가 발생하는 원인은 두 가지로 설명할 수 있다. 한 가지는 혈당치가 높은 상태가 오래 계속되면 신경 세포 속에 솔비톨이라고 하는 포도당의 대사이상으로 생긴 부산물이 체류(滯留)하게 된다. 이 솔비톨로 인해서 모든 신경계의 기본단위인 신경세포가 정상적으로 작용하지 못하게 되면 신경장애가 일어나는 것이다. 다른 한 가지는 혈당치가 높은 상태가 계속되면 그것으로 인해서 모세혈관의 혈류가 나빠져 신경세포에 공급하는 산소나 영양이 불충분해지기 때문에 신경조직이 침해된다.

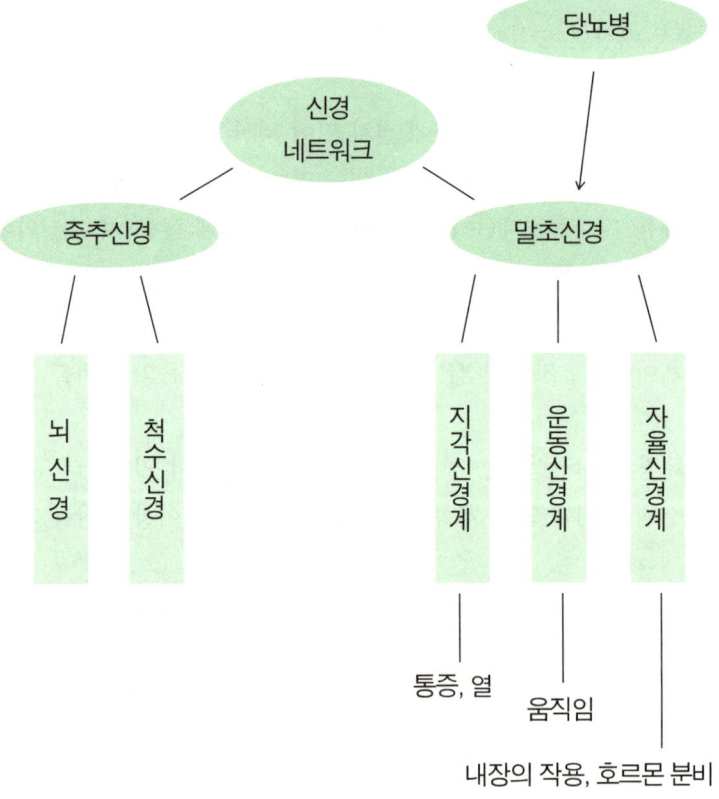

당뇨병의 합병증인 신경장애는 당뇨병성 망막증이나 당뇨병성 신증에 비하면 가볍게 보기 쉬우나 진행되면 발에 괴저(壞疽)를 일으키거나 무통성 심근경색(無痛性 心筋梗塞)을 일으켜 돌연사 하는 경우도 있다. 또 사소한 증상이라도 일상생활에 불쾌감이나 고통을 가져다주고 불안감도 생기게 된다.

신경장애는 증상과 원인의 차이에 따라서 다음 3가지로 나누게 된다.

① 다발성 신경장애(多發性 神經障碍)

가장 많이 볼 수 있는 것으로서 지각신경(知覺神經)과 운동신경의 장애로 일어난다. 다양한 증상이 나타나는데 당뇨병의 초기에 많이 보이는 것은 다음과 같은 증상들이다.

- 이상감각(異常感覺)
  손끝이나 발끝이 저리거나 시린 느낌이 든다.
- 감각의 둔마(鈍痲)
  발바닥에 얇은 막이 한 장 붙어 있는 느낌이 든다.
- 동통(疼痛)
  손발에 왠지 모르게 통증을 느끼게 되고 가끔 강한 통증을 느낀다.
- 마비(종아리 근육의 경련)
  운동하는 때도 아닌데 종아리의 근육에 경련이 일어난다.

② 자율신경장애(自律神經障碍)

자율신경은 내장의 작용이나 호르몬, 혈압, 체온 등을 조절하고 있는 신경계이다. 당뇨병의 합병증으로 인해서 자율신경계에 장애가 일어나면 이들의 작용이 문란해지고 그로 인해서 발한장애(發汗障碍), 순환부전(循環不全)으로 시리거나 화끈거리는 증상, 기립성 저혈압(起立性 低血壓), 위무력증(胃無力症)으로 인한 구역질, 메스꺼움, 식욕부진(食慾不振), 방광장애(膀胱障碍), 발기부전(勃起不全) 등 다양한 증상을 일으킨다.

③ 단일성 신경장애(單一性 神經障碍)
신경에 산소나 영양을 공급하고 있는 모세혈관이 막혀 그 신경만 장애를 받아서 일어나는 증상이다.

- 외안근마비(外眼筋痲痺)
  눈을 움직이는 근육의 하나인 외안근이 마비되어 눈이 한 쪽으로 기울어져 버리거나 한 쪽의 안구가 움직이지 못하게 되어 사물이 이중으로 보이거나 한다.
- 안면신경마비(顏面神經痲痺)
  안면을 움직이는 신경이 마비되어 입이 비뚤어지거나 음식이 입에서 흘러 나와 제대로 먹지를 못하고, 눈꺼풀이 잘 감기지 않는 등의 증상이 일어난다.

위에서 설명한 것들이 주된 신경장애인데 진행되면 우울증이 되거나 신경이 마비되었기 때문에 화상을 입는 경우도 있고, 화상을 입어도 통증을 느끼지 못하기 때문에 궤양이나 괴저(壞疽)로 진행되는 수도 있다.
또 자율신경의 장애 때문에 위장의 작용이 떨어지게 되면 음식물이 위에서 장으로 배출되는 시간이 늦어 식후에 혈당치가 올라가는 시간이 늦어지는 수가 있는데 이것을 당뇨병성 위장증이라고 한다. 이런 경우 인슐린요법을 잘못 행하게 되면 혈당치가 올라가는 시간과 인슐린이 작용하는 시간이 어긋나 저혈당과 고혈당을 반복하는 상황을 초래할 수도 있게 된다.

당뇨병성 신경장애 유무를 알기 위한 검사로 양쪽 아킬레스건 반사나 양쪽 내과진동감각(內踝振動感覺)의 검사가 있다. 전자는 아킬레스건을 두들겨서 반사가 있으면 정상으로 판단한다. 후자는 진동을 일으킨 소리굽쇠를 발의 복사뼈 위에 올려놓고 실제로 일어나고 있는 진동과 느낌의 차이를 조사하는 검사다. 양쪽 모두 지극히 단순한 검사이지만 당뇨병성인 말초신경장애를 조기에 발견하는데 매우 효과적인 방법이다. 손발이 저리거나 통증, 달아오르는 등의 자각증상이 없는 시점에서 이상증상을 보이는 경우도 있다.

혈당치를 조절함으로써 신경장애의 발병을 예방할 수가 있다. 필요하다면 인슐린 주사를 사용함으로써 HbA1c 수치를 내려 병의 진행을 예방할 수도 있다. 또 신경장애가 발병해도 초기라면 혈당치를 엄격하게 조절함으로써 그 이상 증상이 퍼지지 않게 하는 것도 가능하다.

그러나 진행되면 치료하기가 어려워 저리거나 아프거나 하는 증상에 시달리게 된다. 신경장애의 치료도 혈당의 조절이 가장 중요하다. 신경장애의 치료약으로는 알도우스 환원효소약이나 혈소판 응집억제약(血小板凝集抑制藥) 등이 있다.

신경장애에는 테그레톨 등의 항(抗)경련제, 항울제(抗鬱劑), 수면제(睡眠劑), 항부정맥제(抗不整脈劑) 등도 효과가 있다.

또 종아리에 생기는 경련에는 한약인 작약감초탕(芍藥甘草湯)을 권하고 싶다. 그 밖에 세르신이나 디파스 등의 근이완작용이 있는 안정제도 효과가 있다.

자율신경장애(기립성 저혈압이나 발기장애)에 대해서는 일단 신경장애가 진행되면 혈당치를 안정시켜도 그 뒤에 증상이 좀처럼 없어지지 않는다. 드물기는 하지만 간혹 돌연사에 이르는 일도 있다. 따라서 말초신경장애인 병기의 초기 동안에 혈당을 정확하게 조절할 필요가 있는 것이다. 대표적 자율신경 장애인 기립성 저혈압에는 염분유지약(鹽分維持藥)인 스테로이드를 사용하기도 한다.

5) 백내장

백내장은 눈의 수정체가 탁해지는 병이다. 수정체는 카메라의 렌즈와 같은 역할을 하고 있어 탁한 현상이 생기면 빛이 잘 통과하지 못하게 되거나 빛이 난반사(亂反射)하여 시력저하 등의 증상이 일어나게 된다.

수정체 자체는 원래 나이가 들면서 탁해지는데 그것을 가령성 백내장(加齢性 白內障) 또는 노인성 백내장이라 부른다. 백내장 자체는 나이가 들면 누구에게나 일어날 염려가 있지만 당뇨병이 있으면 특히 백내장이 쉽게 발병하는 경향이 있다.

당뇨병의 합병증으로서 일어나는 백내장에는 가령성 백내장과는 약간 다른 형태를 흔히 볼 수 있다. 가령성 백내장은 수정체의 끝 쪽에서부터 탁한 것이 나오는 경우가 많은데 비해 당뇨로 인한 경우에는 망막에 가까운 뒤쪽이나 가운데 쪽에 탁한 것이 생기는 형태가 전형적이다. 따라서 빛이 난반사해서 눈이 부신 느낌을 받는 일이 흔히 있다.

당뇨병의 외상(外傷)으로 일어나는 백내장의 치료는 기본적으로는 가령성 백내장의 치료와 같다. 탁해진 수정체를 제거하고 인공적인 안내(眼內)렌즈를 삽입하는 수술을 행한다.

안내렌즈는 수정체처럼 핀트를 맞추는 조절력이 없으므로 일상생활의 다양한 장면에서 불편하지 않도록 안경이 필요하다.

후발백내장(後發白內障)이라고 해서 수술 후에 후낭(後囊)에 탁한 것이 생기는 경우가 있다. 특히 당뇨병인 사람에게서는 후발백내장이 일어나기 쉬운 경향이 있다. 이것은 레이저 치료로 해소되므로 증상이 나타났을 때에 치료를 받도록 하면 문제가 없다.

또 당뇨병인 사람은 백내장을 계기로 이제까지 없었던 망막증이 발병하거나 망막증이 갑자기 진행되거나 하는 경우가 있다. 백내장이 치료되었다고 해서 눈의 합병증에 대한 위험성이 없어진 것은 아니다. 백내장의 치료 후에도 안과에서 검사를 계속 실행하는 것이 중요하다.

6) 녹내장

눈이 정상적으로 기능하기 위해서는 안구(眼球)에 적당한 생기가 필요한데 그 생기를 보전하기 위한 안구 내의 압력을 안압(眼壓)이라고 한다. 이 안압이 높아짐으로써 시신경에 장애가 일어나 시야가 좁아지는 것을 녹내장이라고 한다.

정상적인 사람의 안압은 거의 일정하게 유지된다. 이것은 방수(房水)라고 부르는 물이 순환하고 있기 때문이다. 방수는 안구 속에서 만들어져 우각(隅角)이라고 하는 부분에서 안구 밖의 혈관으로 흡수된다. 방수가 만들어지는 양과 안구에서 흡수되는 방수의 양은 항상 평형을 유지하기 때문에 안압은 일정하게 유지되는 것이다.

그런데 방수의 배출이 잘 되지 않거나 안방(眼房)이라는 부분에 방수가 고이게 되면 그 압력이 안구에 쏠려 안압이 올라가고 시신경이 장애를 받게 된다. 당뇨병의 합병증으로서의 녹내장은 신생혈관(新生血管)이 우각(隅角)을 막아버림으로써 일어난다.

녹내장에 걸리면 눈의 통증, 홍시증(紅視症·빛 주위에 무지개가 보이는 증상), 시력저하, 두통, 구토 등의 증상이 나타난다. 안압(眼壓)이 갑자기 올라가면 격심한 눈의 통증이 일어나는데 당뇨병으로 인한 녹내장일 경우 신경장애가 있기 때문에 통증을 느끼지 못하는 사람도 있다.

당뇨로 인한 눈의 합병증 가운데에서 녹내장은 실명할 확률이 가장 높은 병이다. 치료를 해도 실명하는 예가 많이 있다.

— 예방과 치료 —

녹내장의 예방에서 가장 중요한 것은 혈당치를 조절하는 것이다. 불안정한 혈당치를 안정되도록 만들어야 한다. 또한 혈당치를 잘 조절한다고 해도 당뇨병의 병력이 오래되면 녹내장이 발병할 가능성이 높기 때문에 규칙적으로 안과를 찾아서 진단을 받는 것이 중요하다.

일반적인 녹내장의 치료에는 안압을 내리기 위한 안약이나 내복약이 사용된다. 그러나 당뇨병 합병증으로 인한 녹내장에서는 약이 효력을 발휘하지 못하는 경우가 적지 않다. 그러나 초기 녹내장이라면 레이저 치료가 유효하다. 레이저로 망막을 응고(凝固)시켜 신생혈관이 소실되어 방수가 배출되고 안압이 내려가게 된다.

7) 협심증 · 심근경색

당뇨병의 합병증으로 인해 관상동맥(冠狀動脈)의 동맥경화가 진행되면 관상동맥이 막혀 협심증이나 심근경색 등의 허혈성 심질환(虛血性 心疾患)을 일으킬 염려가 있다. 더구나 당뇨병의 합병증으로 일어나는 협심증이나 심근경색일 경우 통증을 수반하지 않는 경우가 많아 발병해도 모르는 수가 있으므로 혈당치가 불안정한 사람은 특히 주의해야 한다.

당뇨병인 사람은 고혈압을 합병하고 있는 사람이 많은데 고혈압은 동맥경화를 진행시키는 위험요소의 하나이다. 급격한 혈압상승은 심장으로 가는 혈액 양을 줄여 허혈성 심질환을 일으키게 하는 방아쇠가 된다.

예방과 치료

예방의 첫째는 식이요법과 운동요법을 병행해 혈당치를 좋은 상태로 조절하는 데에 있다. 여기에다 정기적으로 부하심전도검사(負荷心電圖檢查)나 심장 초음파 검사가 필요하다. 또 통상적인 허혈성 심질환의 치료약에 추가해서 어린이용 아스피린이나 와파린을 매일 복용하는 것도 좋다. 물론 고지혈증을 수반하고 있으면 그것의 치료도 중요하다. 최근에는 고지혈증에 효과가 좋은 약제가 많이 있다.

---

8) 뇌경색

뇌경색과 뇌출혈을 합쳐서 뇌졸중(腦卒中)이라고 부른다. 뇌경색에는 뇌혈관에 혈전(血栓)이 생기는 뇌혈전과 폐 등의 혈관에 생긴 혈전이 혈류를 타고 뇌혈관을 막히게 하는 뇌색전(腦塞栓)이 있다.

동맥경화가 진행되면 혈관은 굳어져 부서지기 쉽게 되고 혈액순환이 나빠진다.

동맥경화를 유발시키는 질환으로 고지혈증이 있는데 고지혈증이 있으면 혈액에 점성(粘性)이 증가되어서 뭉글뭉글하고 끈적끈적해져 혈전이 만들어지기 쉬워진다. 뇌의 혈관에 생긴 혈전이 뇌혈전이고 그것으로 인해서 혈관이 막히면 위험한 상태를 가져오는 것이다.

또 당뇨병의 합병증으로서 고혈압인 사람은 동맥경화가 진행되면 뇌출혈을 일으킬 위험도 있다. 뇌경색을 예방하려면 동맥경화나 고지혈증, 또는 고혈압도 주의할 필요가 있다.

9) 고지혈증

고지혈증이라고 하는 것은 혈액 속의 콜레스테롤이나 중성지방(中性脂肪)이 비정상적으로 많은 상태를 말한다. 이러한 지질(脂質)은 몸에 없어서는 안 되는 것이지만 지나치게 많으면 동맥경화를 진행시키는 등 많은 해를 가져온다.

당뇨병 환자는 고지혈증을 합병하고 있는 경우가 많다. 당뇨병과 고지혈증은 독립된 병으로서 특유한 원인에 의해 발병되지만 발병에 관계되는 위험요소는 공통된 것이 있기 때문이다. 또한 한쪽이 원인이 되어 다른 한쪽을 일으키는 경우도 있어 양자는 서로 밀접한 관계에 있다.

혈당과 인슐린은 이 양자의 배경에 깊이 관여하고 있어 많은 영향을 미치고 있다. 혈당치가 높아지면 간장은 여분의 당을 이용해서 중성지방이 리포단백을 만들어 이것을 혈액 속으로 내보내기 때문에 당뇨병인 사람은 혈액 속의 지질이 과잉되기 쉬운 상태가 된다.

또 인슐린에는 혈당치를 조절하는 기능 외에도 지방 분해 효소를 촉진시키는 작용도 있다. 당뇨병으로 인해서 인슐린의 분비나 효과가 나빠지게 되면 이 지방분해 효소가 원활히 만들어지지 못하게 되므로 지방은 분해되지 못한 채 혈액 속에서 증가되고 만다.

한편 고지혈증으로 되면 인슐린의 효력이 저하되기 때문에 당뇨병을 일으키기 쉬워진다. 이렇듯 당뇨병과 고지혈증은 서로 상호관계가 있는 것이다.

고지혈증은 비만 특히 내장지방형 비만(內臟脂肪型肥滿)인 사람에게 발병하는 경우가 많다는 것이 최근에 와서 밝혀졌다. 또한 내장에 지방이 축적되면 당뇨병이나 동맥경화, 고혈압을 일으키기 쉽다. 당뇨병이나 고지혈증, 고혈압 등이 수반돼서 동시에 일어나는 상태를 내장비만증후군(內臟肥滿症候群)으로 정의하기도 한다. 비만, 고지혈증, 고혈압은 동맥경화를 진행시키는 위험요소이다. 그러므로 당뇨병인 사람은 비만, 고지혈증, 고혈압을 특히 주의해야만 한다.

───── 예방과 치료 ─────

고지혈증의 예방이나 개선은 혈당치를 좋은 상태로 유지하는 것이 기본인데 이미 고지혈증을 합병하고 있는 경우에는 식이요법을 엄수하여 특히 섭취 칼로리를 엄격하게 제한해야 한다. 또 운동요법도 고지혈증의 예방이나 개선에 효과가 있으므로 될 수 있으면 매일 200kcal정도 운동을 해야한다. 식이요법과 운동요법에 의해서 개선되지 않을 경우에는 약을 복용한다. 이 영역의 약은 효과적이어서 콜레스테롤에는 스타틴계(系), 중성지방에는 피브라트계(系)의 약제가 곧잘 사용되고 있다.

10) 감염증

당뇨병이 있으면 감염증에 걸리기 쉽다. 더구나 일단 걸리면 치료하기가 어렵고 중증이 되기 쉽다. 감염증에는 감기나 인플루엔자를 비롯해서 다양한 종류가 있다. 당뇨병인 사람은 감염증 전반에 걸리기가 쉬운데 특히 많은 것이 호흡기계(呼吸器系), 요로계(尿路系), 피부의 감염이다.

호흡기계에서는 감기에 걸리기가 쉽고, 겨울 한 철에 몇 번씩이나 걸리는 사람도 있다. 또 인플루엔자에도 감염되기 쉬우므로 예방주사 접종을 권장하고 있다. 이 밖에 기관지염, 폐렴, 결핵 등이 있다.

요로계에서는 방광염, 신우신염이 있고, 피부의 감염증으로서는 백선균증(무좀), 칸디다증 등이 있다. 이러한 병증 이외에도 치주병(齒周病)이나 담낭염(膽囊炎)도 흔히 볼 수가 있다.

감염증은 세균이나 바이러스 등의 병원체로 인해 발병되는 병의 총칭이다. 이들 병원체의 대부분은 자연계에 생식(生息)하며 우리들의 몸속으로 침입하는 것이다. 한편 세균에는 우리의 몸에 공생하고 있는 상재균(常在菌)이라 부르는 것도 있다.

우리 몸에는 이러한 병원체로부터 몸을 방어 하는 면역시스템이 갖추어져 있다. 건강하기만 하다면 병원체를 몸 밖으로 몰아내는 힘이 강하기 때문에 병원체가 침입하기 어려우며, 가령 감염되어 발병해도 가벼운 증상으로 끝난다.

그런데 병이나 노화로 인해서 면역력이 떨어지게 되면 병원체의 침입을 막지 못해 감염증을 일으키게 된다.

또 면역이 떨어지면 상재균에도 감염되는 경우가 있는데 이것을 계절감염이라고 한다. 혈당치가 매우 높은 상태를 방치하여 피부병이 치료되지 않는 사람이 있는데 이것은 상재균에 감염된 것이다.

당뇨병이 발병하면 왜 감염증에 걸리기 쉬운 것일까? 다음과 같은 이유를 생각할 수가 있다. 혈액 속의 백혈구는 면역시스템 가운데에서 중요한 역할을 담당하고 있다. 백혈구 가운데 호중구는 몸속으로 침입한 병원체를 잡아먹는 작용이 있는데 혈당치가 높으면 호중구의 작용이 떨어져 버린다.

또 당뇨병이 있으면 항체(抗體)의 작용이 떨어져 감염증에 걸리기가 쉬워진다. 우리의 몸이 병원체에 감염되면 그에 대항하여 임파구가 항체를 만들어낸다. 재차 같은 병원체가 몸속으로 침입하게 되면 감지한 임파구가 그것을 기억하고 있어 항체가 활발하게 만들어지고 또 다각적인 협조 하에 병원체와 싸워 병원체를 퇴치하려 한다. 그러나 혈당치가 높으면 호중구의 작용이 나빠지고 게다가 항체도 많이 만들어지지 않아 병원체가 쉽게 침입하는 것이다.

합병증으로 혈관장애나 신경장애가 쉽게 나타나는 원인 중 하나도 병원체에 대한 방어력이 떨어져 감염증이 쉽게 걸리기 때문이다. 또한 감염증을 일으키면 아드레날린이나 사이트카인 등 인슐린의 효능을 나쁘게 하는 물질이 증가되기 때문에 혈당치가 상승해서 당뇨병 그 자체를 악화시키게 된다.

감염증의 예방은 혈당치를 좋은 상태로 조절하는 것이 기본이다. 컨디션
이 붕괴되면 혈당치가 악화되어 감염증에 걸리기 쉬우므로 날마다 주의
를 게을리 해서는 안 된다. 감기에 잘 걸리거나 사소한 상처가 좀처럼 치
료되지 않으면 주의가 필요하다. 수면을 충분하게 취하고 식이요법을 엄
격하게 지켜 컨디션 조절을 잘 해야 한다. 면역을 높이기 위해서는 비타
민이 좋으므로 야채를 많이 먹는 것도 필요하다.

다만 그렇게 해도 개선될 징조가 보이지 않을 경우, 또는 중증일 경우에
는 항생물질 등 약제를 사용할 필요가 있다. 또 혈당치가 안정되지 못했
을 경우에는 인슐린요법을 병행한다.

11) 치주병

치주병은 감염증의 일종이다. 치주병의 직접적인 원인은 그람 음
성균(陰性菌)이라고 하는 세균인데 그 발생이나 진행에는 면역의 저
하가 영향을 미치고 있다.

당뇨병인 사람에게 충치나 치주염이 많은 것은 이전부터 알려졌지
만 당뇨병 환자가 적었기 때문에 별로 관심을 갖지 못했다. 그런데
당뇨병의 급증과 함께 당뇨병의 합병증으로 치주염도 증가하여 주목
을 받게 된 것이다.

당뇨병인 사람은 당뇨병이 없는 사람에 비해서 훨씬 더 치주병에
걸리기 쉽다. 최근에는 치과의사도 중, 고령층의 사람이 치료를 받으
러오면 초진(初診)할 때 당뇨병의 유무를 먼저 묻는다. 당뇨병인 사
람은 치주병에 걸리기 쉽기 때문이다.

치주병에는 치아 속이 침해되는 치육염(齒肉炎)과 잇몸은 물론 치
아를 받치고 있는 뼈(치조골)까지 침해되는 치주염(齒周炎)이 있다.

치주염이 진행된 상태를 과거에는 치조농루(齒槽膿漏)라 불렀다. 치주염이 진행되면 치아를 빼야만 되는 경우도 있다.

당뇨병이 있으면 왜 치주병에 걸리기 쉬워지는 것일까? 그 이유로 몇 가지 문제가 있다.

먼저 혈당치가 높은 상태가 계속되면 구강 내에도 혈관장애가 미치게 되어 혈류가 나빠지므로 세균에 대한 저항력이 떨어진다. 또한 치아와 잇몸 사이에는 자연적인 틈이 있는데, 여기에서는 치육구액(齒肉溝液)이라고 하는 삼출액(滲出液)이 나오고 있어 세균 등이 붙지 못하도록 되어 있다. 그런데 당뇨병으로 혈당치가 높은 상태가 되면 이 삼출액 가운데에도 당(糖)이 증가되기 때문에 세균이 모이기 쉬워진다.

게다가 혈당치가 높은 상태는 치육(齒肉)을 구성하고 있는 콜라겐의 대사도 떨어뜨린다. 콜라겐의 대사가 떨어지면 치육이 약해지므로 사소한 상처도 잘 낫지 않는다. 이러한 상황은 세균에 감염되기 쉬워 점점 더 치주병이 발생하기 쉽다.

예방과 치료

치주병 예방의 첫째는 날마다 치아를 깨끗이 닦아 프라그가 생기지 못하게 하는 것이다. 칫솔로 치석이나 프라그를 완전히 제거할 수는 없으므로 정기적으로 치과병원을 찾아가 제거할 필요가 있다.

그러나 그것만으로는 치주병 예방이 완전한 것은 아니다. 다른 합병증의 예방과 마찬가지로 혈당치를 좋은 상태로 조절하는 것이 치주병 예방의 전제조건이라 할 수 있다. 혈당치가 좋은 상태로 조절되면 면역도 떨어지지 않는다.

---

12) 발의 병변

당뇨병이 진행되면 발에 여러 가지 병변이 일어나게 된다.

여러 가지 증상 가운데에 발바닥에 나타나는 병변으로는 물집, 사마귀, 티눈, 발톱의 변형, 발톱주위의 염증 등이 있다. 발가락의 관절이 변형되는 병도 있다. 또 발의 부상이나 화상이 악화되어 궤양이나 괴저(壞疽)를 일으키는 경우도 있다. 또 하퇴동맥(下腿動脈)이 동맥경화를 일으키면 폐색성 동맥경화증을 가져오기도 한다.

이러한 증상은 혈관장애나 신경장애가 진행되어 면역이 떨어졌기 때문에 일어나는 것이다.

지각장애가 있으면 상처나 화상을 입은 감각을 느끼기 어려워 무심코 방치하게 되는 것도 악화의 원인이 된다. 혈액순환이 나쁘면 상처부위가 치유되기 어렵고, 그렇기 때문에 상처가 감염되기 쉽다. 게다가 혈행(血行)이 나쁘면 병원체에 감염되기 쉬우므로 궤양에서 다시 괴저(壞疽)까지 진행하게 될 가능성도 있다.

예방과 치료

발의 병변을 예방하기 위해서는 항상 발을 깨끗하게 닦고 잘 말려서 발을 청결하게 유지한다. 또한 발톱을 깎을 때에는 상처가 나지 않게 하고 반드시 면이나 모 양말을 신어야 한다. 당뇨병의 병력이 오래되었거나 심한 경우에는 작은 상처도 잘 치료해야 하고, 잘 치료가 안 될 경우에는 빨리 병원을 찾는 것이 좋다.

발은 일상적으로 눈에 띄는 일이 적기 때문에 병변을 알기 어렵고 그렇기 때문에 치료가 늦어지기 쉽다. 당뇨병인 사람은 무좀을 포함해서 사소한 상처도 빨리 치료를 받아야 한다. 방치하게 되면 괴저(壞疽)를 일으켜 발을 절단하지 않으면 안 되는 경우가 있기 때문이다.

13) 고혈압

고혈압은 당뇨병이 직접적으로 발병시키는 합병증은 아니지만 당뇨병인 사람 가운데 약 반 정도는 고혈압이 있다. 통계적으로도 당뇨병인 사람은 당뇨병이 아닌 사람에 비해서 약 3배의 확률로 고혈압을 일으킨다.

당뇨병인 사람은 왜 고혈압을 합병하기 쉬운 것일까? 몇 가지의 이유를 생각할 수 있다.

먼저 그 하나는 당뇨병 때문에 신장의 기능이 떨어져 혈압이 높아지는 것을 생각할 수 있다.

다음으로 인슐린의 효과가 나쁜 것이 영향을 미치기 때문이다. 인슐린의 효과가 나쁘면 근육세포로 혈당을 거둬들이는 일을 촉진시키기 위해 췌장은 무리를 해서 인슐린을 분비하려고 하고 이로 인해 고인슐린 혈증을 초래한다. 그 결과 자율신경 가운데 교감신경의 긴장이 고조되거나 혈액 속의 나트륨이 증가하게 되면 혈압이 높아지게 된다. 또 비만은 교감신경을 긴장시키므로 살이 쪘다는 것 자체가 혈압을 올리는 원인이 되는 경우도 있다.

고혈압은 동맥경화의 원인중 하나이며 뇌졸중(뇌출혈)의 최대 위험요소이다. 신증과의 관계도 있고 당뇨병이 있는 사람은 평소부터 혈압을 좋은 상태로 유지하는 것이 요구된다.

고혈압의 치료는 기본적으로는 식이요법이나 운동요법이다. 기본으로는 당뇨병의 식이요법, 운동요법과 다를 것이 없지만 특히 조심해야 할 것은 염분의 섭취이다. 하루의 염분섭취량은 목표를 7g 이하에 두고 최고10g 이하로 억제한다.

흡연이나 과도한 음주는 혈압을 올리므로 적당히 자제 해야한다. 또 만성적으로 강한 스트레스를 받으면 혈압이 올라간다. 스트레스의 해소에 노력하고 수면을 충분하게 취해서 날마다 컨디션을 조절하도록 해야한다.

이러한 일상생활의 방법으로도 혈압이 내려가지 않을 경우에는 혈압강하제를 복용하게 된다. 혈압강하의 목표는 130/85mmHg 이하가 바람직하다.

당뇨병 식이요법

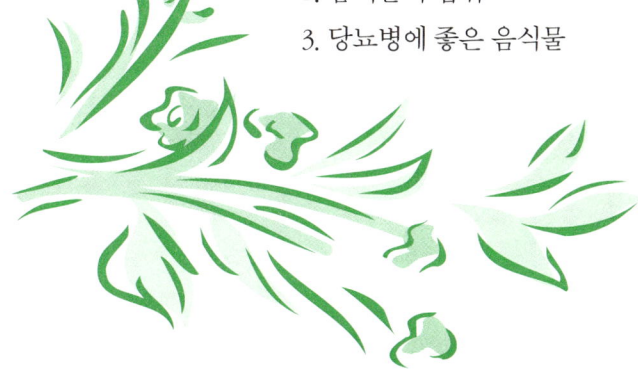

1. 식이요법이란?

현대의학에 있어서 당뇨병 치료의 근본은 '식이요법'이다.

식이요법이라고 하면 매우 어려운 방법인 것 같이 생각되지만 꼭 그런 것만은 아니다. 쉽게 말하자면 우리가 현재 먹고 있는 식사를 적당량으로 계속 먹기만 하면 되는 것이다. 또한 우리가 버린 전통음식을 먹는 습관을 다시 한 번 부활시키면 되는 것이다.

동양에는 '의식동원, 약식동원(醫食同源, 藥食同源)'이라는 말이 있다. 이 의미는 "약도 음식이고 음식도 곧 약이다."는 뜻으로 자연의 음식을 식용으로 먹게 되면 음식이고, 그 성질을 사람에게 응용하여 질병치료 및 양생을 목적으로 하면 약이 된다는 것이다. 이와 비슷한 경우로 서양의학의 아버지라고 부르는 히포크라테스도 '음식물을 약으로 삼고, 약을 음식물로 삼아라.'는 말을 남기고 갔다.

이렇듯 우리들의 입에 들어간 것은 그것이 '식(食)'이건 '약(藥)'이건 인체에 크고 작은 영향을 미치기 때문에 항상 관심을 기울여야 한다. 잘못된 섭생(攝生)은 건강을 파괴하여 병을 주기도 하고 반대로 올바른 섭생은 병을 고치기도 하기 때문이다.

1) 영양의 균형

당뇨병 환자들은 보통 자신들이 먹을 수 있는 음식이 매우 제한적이라고 생각하여 식이요법을 실천하기가 매우 힘들다는 생각을 가지고 있다. 하지만 당뇨병 환자라도 알코올, 음료, 과자, 그 밖의 담배 등의 기호품을 제외하고는 특별히 먹으면 안 되는 식품은 없고 또 당뇨병에 효과가 좋은 식품이 따로 있는 것도 아니다. 즉, 당뇨병 환자라 할지라도 일반인과 똑같이 모든 음식을 먹을 수 있다는 것이다. 단지 건강을 위하여 먹는 양과 종류에 주의를 기울이는 것이다.

현대 의학에서 당뇨병 식이요법의 원칙은 '적정 칼로리의 섭취'와 '영양의 균형'이다. 다시 말하면 당뇨병 식이요법이란 당뇨병 환자를 위하여 만들어진 제한된 '환자식'이 아니라 우리 몸의 영양 균형을 잘 맞추어주는 '건강식'이라는 것이다. 건강을 위하여 불필요한 칼로리의 섭취를 제한하고 영양의 균형을 맞추는 것이다.

당뇨병 식이요법에서 제시되는 적정 칼로리는 환자의 연령, 성별, 신장, 체중, 운동량 등에 따라서 다른데, 특히 표준체중과 하루 활동량이 중요한 핵심이 된다. 이러한 조건들을 주치의가 종합적으로 판단해서 하루에 먹는 식사량, 즉 지시 에너지량이 정해지고 환자에게는 그 지시 에너지량이 제시된다.

이를테면 하루의 지시 에너지량이 1,200kcal라면 그 지시 에너지량만큼의 음식을 섭취하라는 것이다. 지시 에너지량을 정확하게 맞추기는 어렵지만 제시된 지시 에너지량을 너무 초과하여서도 안되고 너무 미달하여서도 안된다. 지시 에너지량을 초과하거나 미달할 경우에는 몸의 영양 균형이 파괴되어 무리가 오기 때문이다.

영양 균형은 당질, 단백질, 비타민, 미네랄, 식이섬유 등을 적정 칼로리의 범위 안에서 문자 그대로 균형 있게 섭취한다는 의미이다.

2) 식이요법을 실천하는 자세

당뇨병을 치료해나가는 과정에서 환자들이 가장 까다롭게 생각하는 문제는 식이요법이다. 3개월 또는 4개월 등, 기간이 한정이 되어 있으면 실행하기가 쉽겠지만 기간의 제한 없이 계속해야 한다는 점이 어려운 것이다.

모든 사람들은 맛있는 음식을 먹고 싶어 한다. 또한 일부의 사람들은 맛있는 음식을 먹기 위해서 산다는 사람도 있으니 식사란 살기 위한 수단으로서 가장 중요한 과제라고 해도 과언이 아닐 것이다. 하지만 이렇게 중요한 식사가 일단 당뇨병 선고를 받으면 제한을 받게 되니 문제가 심각해지는 것이다. 만약 '이것 밖에는 먹을 수 없다.' 는 생각이 늘 마음속에서 떠나지 않는다면 그 스트레스는 엄청나게 큰 것이 되어 당뇨병보다도 더 몸에 나쁜 영향을 미칠 것이다. 그러므로 비록 당뇨병에 걸렸다고 하더라도 '이것 정도는 먹을 수 있다.' 는 긍정적인 생각으로 식사를 조절하는 것이 매우 중요하다.

요즘은 TV프로에서도 당뇨병 환자를 위한 많은 식사법들을 소개하고 있다. 이러한 식사법들을 따라하는 것도 좋은 식사조절 방법이 될 수 있고, 직접 저칼로리 식품을 맛있게 양념하거나 조리하는 방법을 연구한다면 맛있는 식사와 요리의 즐거움을 같이 느낄 수 있을 것이다.

식이요법을 시행할 때 가장 중요한 점은 적극적이고 긍정적인 자세이다. 이러한 자세를 갖는다면 생각보다 마음 편안하게 식이요법을 시행할 수 있을 것이다. 또한 실패를 두려워해서는 안된다. 식이요법은 게임이 아니기 때문에 실패라는 것이 있을 수 없다. 식이요법은 단지 살아가면서 행하는 일종의 식사습관일 뿐이다. 단지 습관을 바꾸기 위해서 계속적으로 노력을 하면 된다. 이렇게 하면 심리적으로도 스트레스를 받지 않고 즐겁게 행할 수 있을 것이다.

3) 잘못된 식생활의 수정

당뇨병이나 암, 심장질환, 뇌졸중 등과 같이 잘못된 생활습관으로
인한 병을 앓게 되는 커다란 이유의 하나는 몸에 나쁜 음식물과 식사
습관을 갖고 있으면서도 그것을 좋다고 생각하고 계속하고 있는데
따른 것이다.

최근의 식생활의 경향을 보면 쌀의 섭취는 점점 줄어들고 동물성
지방과 단백질의 섭취는 계속적으로 늘고 있다. 다시 말해서 기름진
음식, 육식이나 달걀의 섭취가 크게 늘어나고 이에 반해 쌀의 섭취가
많이 줄어든 것을 뜻하며, 당뇨병은 이러한 식생활의 변화와 함께 증
가하고 있는 것이다.

이러한 식생활의 변화는 '서양문물의 유입' 에서 원인을 찾을 수
있다. 60년대에 들어와 우리들의 가정에 TV가 보급되기 시작하면서
서양문물이 안방에 유입되었고, 풍요롭게 보이는 서구의 식생활을
접하게 되었다. 서구적인 식생활은 우리의 전통 음식과는 다르게 푸
짐하게 차려 놓은 기름진 음식들이었다. 그것은 풍요로움과 함께
'건강', '활력', '행복' 을 뜻하는 것처럼 보였다.

하지만 그 풍요로움의 이상적 모델이었던 서구의 식탁은 사실은
'질병의 식탁' 이었다.

60년대 이후 서구인의 사망원인 중 많은 부분을 차지하는 것은 심
장병, 뇌졸중, 고혈압, 암, 비만, 당뇨병 등이다. 이러한 질병은 분명
'풍요로운 식탁' 에 기인한 것이었다. 그 식탁의 특징은 지방, 설탕,
콜레스테롤, 나트륨의 과잉섭취였다. 이것은 비단 서구 선진국뿐만
아니라 어느 나라나 예외 없이 GNP(국민총생산)가 증가하면서 식탁

이 고지방·저섬유질 음식으로 채워지고, 단백질은 식물성에서 동물성으로 바뀌었으며 설탕 소비가 증가하고 전분소비가 감소하는 경향을 보이고 있다.

이로 인해 질병의 폭발적인 증가에 국가적인 위기감을 느끼게 된 미국 정부는 1977년 '음식의 지침'을 발표했다. 이것이 유명한 '맥거번 리포트'이다. 그것은 다음과 같은 내용으로 되어 있다.

① 곡류의 섭취를 2배로 늘리고 야채나 과일 섭취를 늘린다.

② 설탕 섭취를 대폭 줄인다.

③ 육류 섭취를 70%로 줄이고 지방분을 줄인다. 포화지방(쇠고기, 돼지고기 등 동물성 지방에 많은 지방산)을 줄이고 불포화지방(식물유에 함유된 지방산)으로 교체한다.

④ 전지유(全脂乳), 고지방 유제품을 저지방 유제품으로 교체한다.

⑤ 버터, 달걀 등 콜레스테롤이 많이 들어있는 음식을 줄인다.

⑥ 소금을 줄인다.

'맥거번 리포트'를 살펴보면 우리의 왜곡된 식단을 어떻게 수정해야 하는지 잘 알 수 있다. 이 식단의 변화는 비단 당뇨병환자에게만 국한된 것이 아닌 건강한 신체를 유지하기 위한 기본적인 조건에 해당하는 것으로 모두가 참고해야 할 것이다.

나는 지금 비만일까?

비만을 측정하는 방법은 여러 가지가 있다. 그중에서 요즘 널리 사용되고 있는 비만산출법은 국제적으로 널리 사용되고 있는 체격지수(BMI)이다. 체격지수의 산출법은 다음과 같다.

체격지수(BMI)=체중(kg)÷신장(m)²

체격지수의 표준치는 22를 기준으로 다음과 같이 구분하고 있다.

체격지수	구분
18이하	저체중
18~20	야윔
20~24	보통(정상)
24~26	약간 비만
26이상	비만

그러나 이 방법은 비만 판정을 정확히 하고 있다고는 할 수 없다. 만약 체격지수가 22라고 해도 중년이나 고령자로서 배가 나와 있다면 비만으로 볼 수도 있다. 이러한 상황을 올바르게 파악할 수 있는 방법으로 직접 피하 지방을 측정하는 방법, 초음파로 피하 지방의 양을 측정하는 방법, 몸에 고주파 전류를 흐르게 했을 때 전류가 잘 흐르는 정도를 통해 지방의 양을 정하는 임피던스(IMPEDANCE)사용법, CT(컴퓨터 단층 촬영 장치)를 사용하여 몸에 축적된 지방의 분포 상태를 조사하는 방법이 있다.

4) 식이요법의 규칙

당뇨병 식이요법에 대해서는 다음과 같은 사항에 주의하자.

① 섭취 칼로리양은 아침, 점심, 저녁 식사 때 모두 같은 양의 칼로리를 섭취하도록 한다.

모든 식사 때에 같은 양의 칼로리를 섭취해야 혈당수치를 조절할 수 있다. 아침은 적게 먹고 저녁에 많이 섭취하거나, 하루에 두 끼를 먹는 것과 같은 식사 습관은 혈당 수치를 흐트러지게 하여 증상을 악화시킨다.

② 모든 식사는 규칙적으로 정해진 시간에 먹는다.

식사시간을 규칙적으로 지키지 않을 경우 혈당치는 흐트러지게 된다. 안정적인 혈당치를 유지하기 위해서는 식시시간을 규칙적으로 비슷한 간격을 유지하는 것이 중요하다.

③ 식사는 천천히 한다.

식사는 시간을 두고 천천히 먹는 것을 원칙으로 한다. 빨리 먹는 것은 좋지 않다. 천천히 먹으면 적은 양을 먹어도 포만감을 느낄 수 있다.

④ 반드시 계량할 것을 권한다.

식사를 조리할 때는 반드시 계량화를 하여 요리한다. 이렇게 계량화를 해야만 칼로리를 조절할 수 있다. 식품교환표의 사용을 생활화한다면 쉽게 계량화할 수 있다.

식사의 횟수, 간격과 혈당수치의 관계

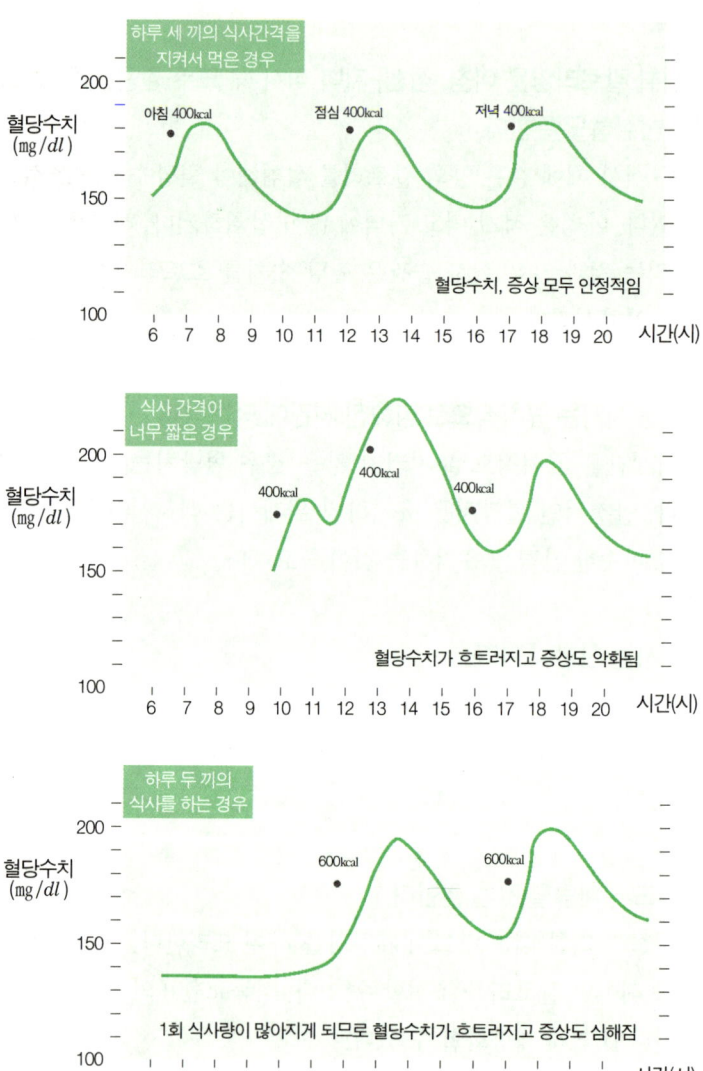

하루 세 끼의 식사간격을 지켜서 먹은 경우

혈당수치 (mg/dl)

아침 400kcal   점심 400kcal   저녁 400kcal

혈당수치, 증상 모두 안정적임

시간(시)

식사 간격이 너무 짧은 경우

혈당수치 (mg/dl)

400kcal   400kcal   400kcal

혈당수치가 흐트러지고 증상도 악화됨

시간(시)

하루 두 끼의 식사를 하는 경우

혈당수치 (mg/dl)

600kcal   600kcal

1회 식사량이 많아지게 되므로 혈당수치가 흐트러지고 증상도 심해짐

시간(시)

⑤ 외식할 때는 특히 음식의 재료에 주의한다.

 지방, 과자류, 청량음료 등은 삼가는 것이 좋다.

⑥ 편식은 하지 않는다.

 황록색의 야채, 해초, 고기, 생선, 달걀, 콩 등을 편식하지 않고 먹
도록 한다.

⑦ 지방은 특히 주의하여 섭취한다.

 지방은 1g당 9kcal를 가지고 있기 때문에 특히 주의해서 섭취하도
록 한다. 자칫 잘못하면 굉장히 많은 칼로리를 섭취하기 때문이
다.

⑧ 설탕의 섭취량을 줄인다.

 될 수 있으면 식품의 재료가 가지고 있는 본래의 단맛에 익숙해지
도록 한다. 야채 등을 삶아서 먹으면 그것만으로도 단맛을 즐길
수가 있다.

⑨ 양념을 가급적 피하여 싱겁게 먹는다.

 기름, 설탕, 소금, 간장 등의 양념을 싱겁게 하면 처음에는 개운치
않은 느낌이 들겠지만 조금만 시간이 지나도 쉽게 익숙해 진다.
짜거나 매운 음식은 수분을 많이 섭취하게끔 만들기 때문에 혈당
치 조절에 나쁜 영향을 준다.

⑩ 저칼로리 음식을 충분히 섭취한다.

'이것 밖에는 먹을 수 없다.'는 생각을 버리고 저칼로리 식품을 충분한 양으로 먹도록 한다. 가장 좋은 방법은 야채나 해초류를 풍부하게 사용하는 것이다. 이를테면 생선만 해도 몸통만 요리하는 것이 아니라 머리까지 요리하는 것이 포만감을 느낄 수 있으며, 닭이라면 가슴살을 사용하는 요리도 권할만 하다. 수분이 많은 요리(모듬찌개나 냄비요리)도 풍성하게 느끼면서 비교적 칼로리가 낮게 먹을 수 있는 요리이다.

⑪ 과일과 야채를 많이 먹는다.

과일은 비타민이 풍부해서 좋은 식품이다. 과일을 먹었다 해서 야채의 양을 줄여서는 안된다. 한편 야채주스를 마시는 경우에는 그냥 야채를 먹을 때보다 섬유질이 파괴되어 버릴 수 있음을 주의해야 하며, 시판되는 과일주스는 감미료가 첨가되어 있는 것도 있으므로 주의하기 바란다.

포만감을 가져라

'잘 씹고 잘 맛보고 천천히 먹는다.'는 것은 지극히 중요한 일이며 기본적으로 지켜야 한다. 빨리 먹는 버릇이 있는 사람이 과식하는 경향이 있고 비만이 많다. 식사를 해서 뇌의 만복중추로 전달되려면 약 20분의 시간이 필요하다고 한다. 빨리 먹는 버릇이 있으면 포만감을 느끼기 전에 과식을 해버리게 된다.

많이 씹어서 많은 타액이 분비되고 그 타액의 양에 따라서도 제법 위(胃)를 충만하게 할 수가 있다.

또 씹음으로써 뇌의 활성화가 촉진될 뿐 아니라 타액에는 강한 항암작용(抗癌作用)이 있어 건강에 이롭다.

천천히 먹으려면 한 입을 먹은 후 잠시 수저를 놓고 30번 이상 씹도록 한다.

많이 먹지 않고도 포만감을 느끼려면 약간의 요령이 필요하다. 그 요령을 간추려 보았다.

① 잘 씹고 잘 맛보고 천천히 먹는다.

② 식사를 하기 전에 된장국이나 야채국물을 먹는다.

③ 해초(海草), 버섯, 녹황색 야채 등 칼로리가 적은 식품을 많이 먹는다.

④ 식이섬유를 많이 함유한 식품은 포만감을 얻기가 쉽고 속이 든든하기도 하다. 같은 양의 밥이라도 현미와 백미를 먹었을 때 느끼는 포만감이 전혀 다르다.

2. 음식물의 섭취

1) 적정 에너지 섭취량의 계산

① 에너지의 섭취량

성별, 나이, 비만도, 신체활동량, 혈당치, 합병증 등을 고려해서 결정한다. 통상 남성은 1,520~2,000kcal, 여성은 1,200~1,600kcal의 범위이다.

② 에너지 섭취량의 계산 방법

에너지 섭취량 = 표준체중 × 신체활동량

③ 체중에 따른 필요 열량 (kcal/kg)

활동량	비만형	표준형	야윈형
가벼운 노동 (사무직)	25~30	30	35
중간 노동 (서서하는 일)	30	35	40
힘든 노동 (힘을 많이 사용하는 일)	35~40	40	45

즉, 몸무게가 70kg인 표준형의 사람이 가벼운 노동을 한다면 이 사람이 하루에 필요한 열량은 70×30=2100kcal가 필요하다.

2) 식품교환표

당뇨병 치료의 가장 중요한 요법이 식이요법이고 그 실천의 중심에 있는 것이 식품교환표이다.

의사는 당뇨병 환자에게 하루에 섭취하는 에너지량인 지시 에너지량을 제시한다. 그 후 당뇨병 환자는 이 지시 에너지량을 초과하지 않는 범위에서 음식의 영양배분을 한다. 이 때에 무엇을 얼마쯤 섭취해야하는가를 구체적인 수치로 정리해 놓은 것이 식품교환표이다.

식품교환표는 250여 식품을 선정하여 영양 주성분을 기준으로 6개 군으로 분류한 것이다. 식품교환표는 각각의 식품 이름과 1단위에 해당하는 양이 그램(g) 단위로 표시되어 있다. 이때 다른 식품군에 속한 것과는 바꿀 수 없지만 같은 군에 속한 식품과는 자유롭게 바꿀 수 있다.

식품교환표는 근대 영양학의 정수를 결집한 것으로 식품의 분류나 칼로리의 계산 등 까다로운 일을 그림이나 도표로 알기 쉽게 보여주고 있다. 게다가 영양소를 구체적으로 분류하였기 때문에 식품교환표를 이용하여 비교적 자유롭게 입맛에 맞는 상차림을 할 수 있게 되었고, 특히 외식할 때도 편하게 이용할 수 있다.

식품교환표의 6개 식품군은 4가지의 기준에 따라 정해졌는데, 이 4가지 기준은 다음과 같다.

① 당질을 공급하는 식품,

② 단백질을 공급하는 식품,

③ 지질을 공급하는 식품,

④ 비타민과 미네랄을 공급하는 식품

이런 4가지 기준 중에서 곡류와 과일은 같은 당질을 공급하는 식품이지만 공급하는 열량이 확연히 차이가 나기 때문에 2가지 군으로 분류를 하였고, 육류와 우유는 같이 단백질을 공급하지만 식품의 특성이 많이 차이가 나기 때문에 2개의 식품군으로 나누었다.

곡류군은 주식, 어육류군과 채소군은 부식, 지방군은 조리용 기름, 우유군과 과일군은 간식으로 이용하여 식단을 계획한다. 같은 교환군에 속한 각 식품의 특정량은 비슷한 양의 열량, 당질, 지방, 단백질 함량을 갖고 있으므로 같은 군에서는 서로 대치되거나 교환될 수 있다.

표 1. 각 식품군의 1 교환단위당 영양소 함량

식 품 군		당질(g)	단백질(g)	지방(g)	열량(kcal)
1. 곡 류 군		23	2	-	100
2. 어육류군	저지방군	-	8	2	50
	중지방군	-	8	5	75
	고지방군	-	8	8	100
3. 채 소 군		3	2	-	20
4. 지 방 군		-	-	5	45
5. 우 유 군		11	6	6	125
6. 과 일 군		12	-	-	50

① 곡류군

곡류군은 쌀, 보리, 빵, 국수, 떡, 감자, 토란, 고구마, 옥수수, 묵 등 주로 당질 식품들이 해당된다.

각 식품군의 식품종류와 1교환단위의 목측량의 예는 표 2와 같다.

표 2. 곡류군의 식품과 1 교환단위량

1교환당 영양소 함량

당질 : 23g / 단백질 : 2g / 열량 : 100kcal

식품명	무게(g)	목측량	식품명	무게(g)	목측량
밥류			국수류		
쌀밥	70	$\frac{1}{3}$ 공기	마른 국수	30	
보리밥	70	$\frac{1}{3}$ 공기	삶은 국수	90	$\frac{1}{2}$ 공기
			메밀 국수	30	
알곡류 및 가루제품			당면(마른것)	30	
백미	30	3큰술	냉면(마른것)	30	
현미	30	3큰술			
찹쌀	30	3큰술	묵류		
보리(쌀보리)	30	3큰술	메밀묵	200	
미숫가루	30	5큰술	도토리묵	200	$\frac{1}{2}$ 모
밀가루	30	5큰술	녹두묵	100	
율무	30	3큰술			
차수수	30	3큰술	감자류 및 옥수수류		
차조	30	3큰술	감자	130	중 1개
팥(붉은 것)	30	3큰술	고구마	100	중 $\frac{1}{2}$ 개
녹말가루	30	5큰술	토란	130	1컵
			옥수수	50	$\frac{1}{2}$ 컵
빵류			콘플레이크	30	$\frac{3}{4}$ 컵
머핀(옥수수)	35	중 $\frac{1}{2}$ 개			
모닝빵	35	중 1개	기타		
바게트빵	35	중 2쪽	밤(생것)	60	중 6개
식빵	35	1쪽	은행	60	

햄버거빵	35	1쪽	오트밀	30	½ 컵
			크래커	20	5개
떡류					
가래떡	50	썰은 것 11			
시루떡	50	3개(3X2.5X1.5cm)			
인절미	50	3개(3X2.5X1.5cm)			

② 어육류군

어육류군은 어류, 육류, 난류, 콩류 및 그 가공품 등으로 단백질이 주로 들어있는 식품군이다. 같은 육류라도 종류별, 부위별로 지방 함량에 상당한 차이가 있다. 따라서 지방함량에 따라 저지방, 중지방 그리고 고지방 어육류군으로 나눈다. 어육류군의 1교환단위의 양은 육류는 약 40g이고, 어류는 약 50g 정도가 된다. (표 3-1)

표 3-1. 저지방군의 식품과 1 교환단위량

1교환당 영양소 함량

단백질 : 8g / 지방 : 2g / 열량 : 50kcal

식품명	무게(g)	목측량	식품명	무게(g)	목측량
고기류			건어물류 / 가공품		
닭고기 (껍질, 기름 제거한 살코기)	40	소 1토막	건오징어채	15	
			굴비	15	½ 토막
닭 간	40		멸치(간것)	15	¼ 컵
돼지고기 (기름기 전혀 없는 살코기)	40	로스용 1장 (12×0.3cm)	뱅어포	15	1장
			북어	15	½ 토막

쇠고기 (사태, 홍두깨살)	40	로스용 1장 (12×0.3cm)	쥐치포	15	
쇠간	40	3큰술	어묵		
토끼고기	40		튀긴 것	30	중 1장
칠면조(껍질제거)	40	3큰술	찐 것	50	(6×8.5cm)
육포	15	3큰술			
			젓갈류		
			명란젓	40	
생선류			창란젓	40	
가자미	50	소 1토막			
광어	50	소 1토막	기타 해산물		
대구	50	소 1토막	물오징어	50	
동태	50	소 1토막	새우(중하)	50	3 마리
병어	50	소 1토막	새우(깐새우)	50	$\frac{1}{4}$ 컵
복어	50	소 1토막	꽃게	70	소 1마리
연어	50	소 1토막	굴	70	$\frac{1}{3}$ 컵
적어	50	소 1토막	낙지	100	$\frac{1}{2}$ 컵
조기	50	소 1토막	멍게	70	$\frac{1}{3}$ 컵
참도미	50	소 1토막	미더덕	100	$\frac{3}{4}$ 컵
참치	50	소 1토막	문어	70	$\frac{1}{3}$ 컵
홍어	50	소 1토막	전복	70	소 2개
			조갯살	70	$\frac{1}{3}$ 컵
			해삼	200	1$\frac{1}{3}$ 컵
			홍합	70	$\frac{1}{3}$ 컵

표 3-2. 중지방 어육류군의 식품과 1회분량

1교환당 영양소 함량

단백질 : 8g / 지방 : 5g / 열량 : 75kcal

식품명	무게(g)	목측량	식품명	무게(g)	목측량
고기류			생선류		
돼지고기(안심)	40		고등어	50	소 1토막
쇠고기(등심,안심)	40	로스용 1장	꽁치	50	소 1토막
쇠곱창	40	1쪽	도루묵	50	소 1토막
햄(로스)	40	6×6×0.8cm	민어	50	소 1토막
			삼치	50	소 1토막
알류			임연수어	50	소 1토막
달걀		중 1개	장어	50	소 1토막
메추리알		5개	전갱이	50	소 1토막
			준치	50	소 1토막
콩류 및 가공품			청어	50	소 1토막
검정콩		2 큰술	갈치	50	소 1토막
두부		1/6 모			
순두부		1 컵			
연두부		$\frac{1}{2}$ 개			

표 3-3. 고지방 어육류군

1교환당 영양소 함량

단백질 : 8g / 지방 :8g / 열량 : 100kcal

식품명	무게(g)	목측량	식품명	무게(g)	목측량
고기류 및 가공품			생선류 /가공품		
닭고기(껍질포함)	40		참치통조림	50	$\frac{1}{3}$ 컵
돼지족, 돼지머리	40		고등어통조림	50	$\frac{1}{3}$ 컵
삼겹살			꽁치통조림	50	$\frac{1}{3}$ 컵
쇠갈비	30	소 1토막	뱀장어	50	소 1토막
쇠꼬리	40				
우설	40		치즈	30	$1\frac{1}{2}$ 컵
런천미트	40	5.5×4×1.8cm	유부	30	6장
프랑크소시지	40	$1\frac{1}{3}$ 컵			

③ 채소군

채소군은 채소, 버섯, 김치, 해조류 등으로 주로 비타민과 무기질을 함유하고 있고 열량은 적은 식품들로 1교환단위에 들어있는 영양소는 단백질 2g, 당질 3g으로 20kcal의 열량을 준다. 1교환단위량은 대부분이 70g 정도로 익히면(데치면) 약 $\frac{1}{3}$컵에 해당한다. (표. 4)

표 4. 채소군에 속하는 식품과 1 교환단위량

1교환당 영양소 함량

단백질 : 3g / 지방 : 2g / 열량 : 20kcal

식품명	무게(g)	목측량	식품명	무게(g)	목측량
가지	70	지름 3cm, 길이 10cm	쑥갓70		익혀서 $\frac{1}{3}$ 컵
깻잎	20	20장	시금치	70	익혀서 $\frac{1}{3}$ 컵
고구마순	70	익혀서 $\frac{1}{3}$ 컵	아욱	50	잎넓이20cm 5장
고비(삶은것)	70				(익혀서 $\frac{1}{3}$ 컵)
고사리(삶은것)	70	$\frac{1}{3}$ 컵	컵 야채쥬스	200	1 컵
고춧잎(생)	25	$\frac{1}{2}$ 컵	양배추	70	익혀서 $\frac{1}{3}$ 컵
근대	70	익혀서 $\frac{1}{3}$ 컵	양상추	70	
냉이	50		양파	50	중 $\frac{1}{2}$
단무지	70		연근	50	
달래	70		열무	70	
당근	70	지름 4cm, 길이 5cm	오이	70	
더덕	25	중 2개	우엉	25	

도라지(생)	50	$\frac{1}{2}$ 컵	죽순	70	
두릅	50		취(생)	70	
마늘쫑	25		치커리	70	
머위	70		컬리플라워	70	잎넓이 20cm 5장
무	70	익혀서 $\frac{1}{3}$ 컵	케일	70	(익혀서 $\frac{1}{3}$ 컵)
무말랭이	10	불려서 $\frac{1}{3}$ 컵			
무청	50		콩나물	70	중 7-8개
미나리	70	익혀서 $\frac{1}{3}$ 컵	풋고추	70	
버섯	70		풋마늘	50	중 2개
느타리버섯	50		피망	70	
생표고버섯	70		호박류		
싸리버섯	50		호박	70	지름 6.5cm, 길이 2.5cm
양송이버섯	70		단호박	40	
부추	70	익혀서 $\frac{1}{3}$ 컵	김치류		
브로콜리	70		깍두기	50	
상추	70		포기김치	70	
셀러리	70	6cm 길이 6개	해조류		
숙주	70	익혀서 $\frac{1}{3}$ 컵	김	2	
쑥	50		물미역	70	

④ 지방군

지방군은 기름, 버터, 마아가린, 견과류, 샐러드드레싱 등 지방이
주로 함유된 식품들로 지방 1교환 단위는 지방 5g으로 45kcal의 열
량을 낸다(표 5).

표 5. 지방군 식품과 1 교환단위량

1교환당 영양소 함량

지방 : 5g / 열량 : 45kcal

식품명	무게(g)	목측량	식품명	무게(g)	목측량
들기름	5	1 작은술	땅콩버터	7	
미강유	5	1 작은술	마요네즈	7	1.5 작은술
옥수수기름	5	1 작은술	베이컨	7	1 조각
유채기름	5	1 작은술	땅콩	10	10개(1 큰술)
콩기름	5	1 작은술	아몬드	8	7개
참기름	5	1 작은술	잣	8	1 큰술
카놀라유	5	1 작은술	참깨	8	1 큰술
라드	5	1.5 작은술	피스타치오	8	10개
마가린	6	1.5 작은술	해바라기씨	8	1 큰술
버터	6	1.5 작은술	호두	8	대 1개 또는 중간 것 1½개
쇼트닝	5	1.5 작은술			

⑤ 우유군

우유군은 단백질, 무기질 (특히 칼슘)을 주로 함유하는 우유, 두유 등으로 우유군 1교환단위는 당질 11g, 단백질 6g, 지방 6g으로 125kcal의 열량을 내는데 우유 1컵인 200ml가 1교환단위이다(표 6).

표 6. 우유군 식품과 1 교환단위량

1교환당 영양소 함량

당질 : 11g / 단백질 : 6g / 지방 : 6g / 열량 : 125kcal

식품명	무게(g)	목측량	식품명	무게(g)	목측량
우유	200	1 컵(1팩)	무당연유	100	$\frac{1}{2}$ 컵
락토우유	200	1 컵(1팩)	전지분유	25	5 큰술
저지방우유	200	1 컵(1팩)	조제분유	25	5 큰술
탈지우유	200	1 컵(1팩)	탈지분유	25	5 큰술
두유(무가당)	200	1 컵(1팩)			

⑥ 과일군

과일군은 생과일, 건과일, 쥬스 등이 포함되는데 주로 당질을 함유하고 있고 1교환단위는 당질 12g으로 50kcal의 열량을 낸다. (표 7)

표 7. 과일군 식품과 1 교환단위량

1교환당 영양소 함량
당질 : 12g / 열량 : 50kcal

식품명	무게(g)	목측량	식품명	무게(g)	목측량
감			사과(후지)	100	중 ½개
단감	80	중 ½개	수박	250	대 1쪽
연시	80	소 1개	앵두	120	
감귤류			자두	80	대 1개
귤	100	중 1개	주스류		
금귤	60	7개	사과주스	100	½컵
오렌지	100	대 ½개	오렌지주스(무가당)	100	½컵
자몽	150	중 ½개	파인애플주스	100	½컵
대추			토마토주스	200	1컵
말린대추	20	8개	참외	120	소 ½개
생대추	60	8개	키위	100	대 1개
딸기	150	10개	토마토	250	대 1개
메론(머스크)	120		체리토마토	250	중 20개
바나나	60	중 ½개	파인애플	100	
배	100	중 ¼개	파파야	100	
복숭아			포도		

황도	150	중 $\frac{1}{2}$개	포도	100	19개
천도	200	소 2개	거봉	100	11개
살구	150				

　식품교환표를 처음 사용하는 사람들은 매우 불편하다고 생각할지 모르지만 식품교환표는 복잡한 계산을 간편하게 만들어 주는 것으로 조금만 익숙해지면 매우 사용하기 편리하다. 처음에는 식품교환표와 눈씨름을 하면서 매 식사 때마다 "이것은 1단위이고 이것은 0.6단위"하고 생각한다면 꽤나 지긋지긋하기도 하지만 익숙해지면 간단한 계산으로도 자신의 식단을 평가하게 되어 처음과 같은 불편함은 없어지게 된다.

　식품교환표는 일종의 가이드라인이다. 이것을 지키는 것이 중요하기는 하지만 완벽하게 지켜야만 당뇨병이 치료되는 것은 아니다. 또한 완벽하게 지킨다고 해도 많은 변수들이 발생하게 된다.

　식품교환표를 사용할 때 가장 큰 전제는 주치의가 정하는 지시 에너지량이다. 이것은 체중, 운동량, 연령 등을 기초로 산출된다. 하지만 단순히 체중, 운동량, 연령 등만으로는 정확하게 하루에 소모하는 칼로리량을 측정할 수 없다.

　체중은 비만을 판단하는데 많은 도움을 주지만 체중만으로는 비만인지 아닌지를 판단할 수 없다. 체지방율이나 체형 등도 중요하게 고려해야 한다. 전체적으로 표준 체형을 가지고 있다고 해도 특정부위에 지방이 많이 있다면 비만인 것이다.

　운동량을 측정하는 노동 강도만 해도 개인에 따라서 소비되는 에너지에는 상당한 차이가 있다. 1칼로리란 $1ml$의 물의 온도를 1도 올리는데 필요한 열량을 뜻하는 것으로 같은 식품을 같은 양을 먹어도 사람에 따라서 소화흡수가 달라 칼로리는 같지 않게 된다. 또한 사람에 따라서 근육이 많은 사람은 기초대사로 인한 칼로리의 소모량이 근육이 적은 사람보다 많기 때문에 정확한 칼로리의 소모량을 계산한다는 것은 매우 어렵다.

이러한 이유로 식품교환표를 이용하여 완벽하게 자신의 식단을 조절할 수는 없다.

앞에서도 말했듯이 식품교환표는 가이드라인이다. 식품교환표를 완벽하게 지킨다고 해서 하루의 지시 에너지량을 완벽하게 지킬 수는 없다. 하지만 식품교환표는 균형이 잡힌 상차림을 적정량으로 먹을 수 있게 만들어준다. 이것은 당뇨병 환자들이 가장 어려워하는 부분인 음식물의 섭취를 쉽게 만들어주는 것이다.

3) 포도당과 탄수화물

인체는 약 60조나 되는 세포로 형성되어 있고, 이 방대한 세포 하나하나에는 끊임없이 에너지가 골고루 공급되고 있다. 그 에너지원(愿)은 포도당, 지방산, 아미노산이다. 포도당은 탄수화물, 지방산은 지방, 아미노산은 단백질이라는 식품으로 체내에 섭취된다. 이 3가지 에너지원 가운데에서 가장 중요한 역할을 맡고 있는 것이 활동에너지의 대부분을 공급하는 포도당이다.

인간은 어머니의 젖을 먹지 않아도 되는 이유기가 되면서 락타아제(Lactase)라고 하는 유당분해효소(乳糖分解酵素)의 활성(活性)이 저하되고 그 대신 아밀라아제(Amylase)라고 하는 전분소화효소(澱粉消化酵素)의 활성이 높아진다. 인간은 포유동물 가운데에서 유별나게 아밀라아제 활성이 높아 전분의 소화능력이 지극히 높은 동물이라고 한다. 따라서 인간에게 가장 적합한 식품은 전분, 다시 말해서 쌀이나 밀 등의 탄수화물이라 할 수 있다. 쌀이나 밀 등의 곡류가 지구상에서 압도적으로 많은 지역의 주식으로 사용되고 있는 것이 그런 이유가 아닌가 생각된다.

전분은 아밀라아제에 의해서 분해되어 포도당(글루코오스; Glucose)으로 변하여 신체의 중요한 에너지원으로 사용된다. 특히 뇌의 에너지원이 되는 것은 포도당뿐이다. 하지만 포도당은 독자적으로는 에너지로 변할 수 없다. 다른 물질의 도움을 얻어야만 에너지로 변할 수 있는 것이다.

포도당이 에너지원으로 사용되기 위해서는 체내에서 화학적 분해가 이루어져야 한다. 이런 분해 작용을 도와주는 것이 '효소'이다. 포도당은 효소가 없이는 분해가 되지 않고, 이러한 분해를 도와주는 효소도 여러 개가 있어 단 한 종류의 효소만 없어도 포도당은 분해되지 못한다. 이렇듯 '효소'는 인체 내부에서 행해지는 화학반응의 가장 중요한 촉매제인 셈이다.

4) 비타민과 미네랄

효소도 혼자서는 포도당을 분해하지 못하다. 또 다른 물질의 도움이 필요한데 그것은 비타민이다.

포도당은 분해가 되려면 비타민B군의 도움이 꼭 필요하다. 비타민 B군의 결핍으로 포도당이 분해되지 못하는 상태를 '대사장애(代謝障碍)'라고 부르며 이러한 상태가 15년 이상이나 계속되면 암(癌)이나 당뇨병 등 현대병이라고 하는 만성질환(대사질환)의 원인이 된다고 한다.

이제까지 현대의학에서는 '과식'이 당뇨병의 커다란 원인으로 생각되었으나 최근에는 비타민과 미네랄 부족으로 인한 영양장애를 주요원인으로 간주하는 전문가도 있다. 이를 테면 단백질에서 인슐린을 만들 때 아연(亞鉛)과 같은 미네랄이 필요하다. 또 크롬이라고 하는 미네랄은 인슐린의 작용을 촉진시키고, 나이아신이라 불리는 비타민 B3도 인슐린의 분비를 촉진시키기 위해 필요하다. 그 밖에 칼륨, 망간, 마그네슘 등의 미네랄이 부족하게 되면 당뇨병에 걸리기 쉽다고도 한다.

게다가 미네랄에는 활성산소(전자가 불안정한 상태의 산소분자)를 체내에서 배출하는 작용도 하기 때문에 균형된 영양의 섭취로 미네랄을 부족하지 않게 하는 것이 매우 중요하다.

이렇듯 인간은 3대 영양소인 탄수화물, 지방, 단백질 뿐만 아니라 비타민이나 미네랄도 함께 균형 있게 섭취하지 않으면 안된다.

현대의 식사생활은 주의를 기울이고 의식해서 섭취하지 않는 한 비타민이나 미네랄이 부족해 질 수 있다.

5) 식이섬유의 섭취

식이섬유란 인간의 소화효소로서는 소화, 흡수되지 않고 그대로 배설되는 난소화성 다당류를 총칭하는 말이다. 일반인들에게 섬유질, 섬유소 등으로 불려진다. 식이섬유는 식물을 이루는 주성분인데 우리 몸속에는 식이섬유를 분해하는 효소가 분비되지 않는다. 그래서 식이섬유는 몸속에서 분해되지 않고 그대로 장을 통과하여 대변에 섞여 항문을 통해 밖으로 나온다. 이때 식이섬유는 수분을 많이 함유하고 장을 통과하기 때문에 대변을 부풀려서 부드럽게 만들어준다. 그래서 쉽게 배변할 수 있도록 도와준다.

예전에는 식이섬유가 소화가 잘 되지 않을 뿐 아니라 영양소의 흡수를 방해하는 불필요한 것으로 생각했었다. 그런데 최근에 와서는 탄수화물, 지방, 단백질, 비타민, 미네랄 등 5대 영양소에 식이섬유를 추가해서 6대 영양소라고도 해서 갑자기 그 인기가 높아지고 있다.

식이섬유는 포도당이 체내에 천천히 흡수되게 하는 작용이 있어 혈당치의 급격한 상승을 억제한다. 또 식이섬유를 많이 함유한 곡물이나 야채, 과일은 포만감을 얻을 수가 있으므로 과식을 억제할 수 있는 효과가 있다. 그밖에 변비의 해소와 대장암의 예방, 콜레스테롤 흡수의 억제나 해독효과, 담석의 예방에도 도움이 된다.

보통 성인의 경우, 하루에 필요한 식이섬유의 섭취량은 20~25g정도이다. 하지만 요즘 많은 성인들이 필요한 식이섬유의 섭취를 못하고 있다. 이러한 현상의 가장 큰 원인은 정백된 곡류를 섭취하는 것이다.

밥을 먹으려면 식이섬유가 많은 현미, 아니면 삼분도미(三分搗米), 오분도미(五分搗味), 배아미(胚芽米) 등을 먹은 것이 좋다. 또한 빵일 경우에는 통밀가루 빵이나 배아(胚芽) 빵 등 백미나 흰 빵보다는 갈색의 곡물식품을 먹는 것이 좋다.

참고로 현미(玄米)와 정백미(精白米)의 식이섬유의 함유량은 현미 1단위(1단위 = 25g)당 약 0.9g, 정백미 1단위(1단위 = 50g)당 약 0.2g으로 큰 차이가 있다.

고섬유소 식품

식 품 군	식 품	1교환단위당 섬유소량(g)
곡 류 군	감자, 고구마	0.5~1
	현미	0.39
	옥수수	0.35
어육류군 (중지방군)	검정콩	0.9
채 소 군	고비, 깻잎, 고사리, 냉이, 달래, 더덕, 도라지, 두릅, 무말랭이, 물미역, 생취나물, 풋고추	1g 이상
	가지, 고구마순, 고추잎, 근대, 느타리, 당근, 무, 부추, 샐러리, 싸리버섯, 양송이, 연근, 열무	0.5~1
지 방 군	들깨	2.24
	참깨	0.4
과 일 군	건대추, 단감, 딸기, 복숭아(신도), 사과(후지), 살구, 앵두, 참외, 토마토	1g 이상
	귤, 멜론, 배, 복숭아(황도), 생대추, 파인애플	0.5~1

6) 단백질과 지방

단백질과 지방은 우리가 생활하는데 꼭 필요한 아주 중요한 영양소이다. 우리 인체의 20% 정도는 단백질로 구성되어 혈액이나 근육 등을 만든다. 지방은 에너지원으로 이용될 뿐 아니라 세포막의 형성에도 필요하다. 또한 면역물질을 운반하는 매체(媒體)이며 단백질의 분해에도 없어서는 안되는 영양소이다.

하지만 이렇게 우리에게 중요한 영양소라도 과잉섭취를 하면 문제를 일으키게 된다. 특히 요즘 우리가 일상생활에서 접하는 식생활은 이런 중요한 영양소를 너무 많이 과잉섭취를 하게 만드는 식단이다.

동물성 단백질과 동물성 지방의 과잉섭취는 궁극적으로 당뇨병이나 고혈압과 같은 성인병을 일으킬 가능성이 높다. 다시 말하면, 요즘 많이 발생하고 있는 성인병의 원인 중 많은 부분이 동물성 단백질과 동물성 지방의 과잉 섭취에 있다는 것이다.

현재 우리 국민의 평균 단백질 섭취량은 하루에 약 87g인데, 적정한 단백질 섭취량은 이것의 반 정도로도 충분하다. 보통 단백질 섭취량은 하루에 체중 1kg당 0.8g 정도가 적정하니 70kg인 사람의 경우 56g 정도만 섭취를 하면 되는 것이다. 지금 우리나라에서 단백질을 의식적으로 많이 섭취할 필요가 있는 사람은 거의 없다.

단백질은 아미노산의 결합물이다. 이 아미노산 가운데 인체에 필요한 필수 아미노산(아미노산 가운데서 인체 내에서는 합성되지 않는, 혹은 합성 되기 힘든 것이기 때문에 식품으로서의 섭취가 건강을 유지하기 위해서는 불가결한 것)은 9가지 종류가 있다. 이들은 특별히 육류를 섭취하지 않더라도 적정량의 곡류나 콩을 먹으면 공급할 수 있다. 다시 말해서 밥과 된장국이나 된장찌개를 기본으로 한 우리의 전통 음식을 거르지 않고 먹으면 충분한 것이다.

단백질의 경우, 적게 섭취하여 발생하는 문제보다는 많이 섭취하여 발생하는 문제가 더욱 크다. 특히 동물성 단백질의 과잉섭취는 다량의 에너지를 소비해서 내장을 피로하게 하는 동시에 노화(老化)를 촉진한다. 또 단백질을 탐하는 사람은 공포나 슬픔, 발열이나 감염증 등 정신적, 육체적으로 강한 스트레스를 받는 경향이 있다.

단백질을 섭취하기 위해서는 고기류가 아니라 콩 식품과 같은 식물성 단백질을 권하고 싶다. 고기의 단백질은 쉽게 동화되어 좋은 단백질이라고 생각하기 쉽지만 요산이 많이 생기고 이를 분해배출하기 위해 신장이 과로하기 쉽다. 자칫하면 통풍이나 당뇨의 원인이 되고, 동물성 지방은 혈관에 찌꺼기를 만들어 혈액순환에 장해를 일으킬 수 있다. 단백질을 섭취할 때는 콩과 같은 식물성 단백질 70%에 동물성 단백질 30%를 섞어 먹는 것이 가장 이상적이다.

식물성 단백질 공급식품	동물성 단백질 공급식품
콩(대두), 맥주효모, 김, 다시마, 참깨 등	계란, 우유, 쇠고기, 돼지고기, 생선 등

동물성 지방의 과다 섭취는 비만이나 동맥경화, 그리고 당뇨병 등을 초래한다. 지방을 많이 섭취하면 세포가 팽창해 버려 인슐린 수용제(리셉터)의 감지 능력이 떨어져 당뇨병을 초래하는 요인이 된다. 또한 비만 등으로 다량의 인슐린이 나오면 췌장의 인슐린 생산성이 떨어져 당뇨병이 발생하고, 당뇨병으로 되지 않는다 해도 인슐린이 혈액 속에 남아 있으면 고(高) 인슐린혈증(血症)을 일으켜 돌연사하기 쉬운 상태가 된다.

동물성 지방의 섭취는 동물성 단백질의 섭취와 밀접한 관계를 가지고 있다. 단백질이 주성분인 고기, 유제품, 달걀 등의 식품은 지방을 많이 함유하고 있으므로 동물성 단백질을 먹었어도 자동적으로 지방을 섭취한 것이 된다. 지방을 섭취했다는 기억은 없어도 동물성 단백질을 섭취하면 동시에 지방을 섭취한 것이 되는 것이다. 또한 고기 사이에 비계나 기름이 끼어 있는 양질의 고기를 섭취한다면 이것은 단백질만큼의 지방을 섭취하는 것이 되고, 단백질만 섭취를 하였다고 하더라도 과다하게 섭취된 단백질은 그대로 체내에 담아두지 않고 잉여 단백질은 지방으로 변해버린다.

지방은 기본적으로 지방산으로 되어 있고 지방산에는 많은 종류가 있는데 그것은 포화 지방산(飽和脂肪酸)과 불포화지방산(不飽和脂肪酸)으로 크게 나뉘게 된다.

포화지방산은 상온에서도 어느 정도 굳기를 나타내어 고체 또는 반고체상태로 존재한다. 포화지방산의 종류로는 쇠기름, 돼지기름 등 모든 동물성 기름과 버터, 쇼트닝, 라아드 등이 있으며, 식물성기름 중 코코닛 기름과 팜유 등에 다량 포함되어 있다.

포화지방산을 많이 섭취하면 혈액 속에 있는 적혈구가 서로 결합을 하여 혈액의 점성이 높아진다. 이렇게 혈액의 점성이 높아지면 혈액의 흐름이 완만해져 체내에 필요한 영양소가 신속하게 운반되기 어렵다. 그 때문에 신체가 피로해지는 것이다.

불포화지방산은 상온에서 흐름성이 있는 액체상태의 기름이다. 불포화지방산은 단가 불포화지방산과 다가 불포화지방산으로 구분되는데, 이중 다가 불포화지방은 오메가-3계 지방산과 오메가-6계 지방산으로 구분된다. 단가 불포화지방산은 올리브기름, 땅콩기름, 카놀라유 등에 많이 포함되어 있다. 다가 불포화지방산 중 오메가-3계 지방산은 참치, 고등어 등이 생선기름, 들깨기름, 콩기름에 많고, 오메가-6계 지방산은 옥수수기름, 면실유, 콩기름, 해바라기씨 기름 등에 다량 포함되어 있다.

포화지방산과 불포화지방산의 차이점은 포화지방산은 다량 섭취 시 혈액 내의 콜레스테롤을 높여 심장질환의 발병율을 높이지만, 불포화지방산 중 단가 불포화지방산과 오메가-6계 지방산은 혈액 내의 콜레스테롤치를 낮추어 심장질환의 발병위험을 낮춘다. 또한 오메가-3계 지방산은 혈액 내의 중성지방치와 혈액이 엉키는 성질을 감소시켜 심장질환의 발병위험을 낮춘다.

포화지방산과 불포화지방산의 예

포화지방산	불포화지방산		
	단가 불포화지방산	다가 불포화지방산	
		오메가-3계	오메가-6계
모든 동물성 기름 쇼트닝 버터 라드 팜유 코코넛유	올리브유 땅콩기름 카놀라유	등푸른 생선의 기름 들깨기름 콩기름	옥수수기름 면실유 콩기름 해바라기씨 기름

　요즘 사람들에게 많은 경각심을 주고 있는 것은 트랜스지방산이다. 트랜스지방산은 어떻게 만들어졌을까? 트랜스지방산은 가공식품의 발달과 어깨를 나란히 한다. 불포화지방산은 상온에서 액체 상태이므로 대량생산을 하여 가공식품의 원료로 사용하기에는 불편함이 많다. 이러한 액체상태의 불편함을 없애기 위하여 불포화지방산에 수소를 강제적으로 첨가해 불포화지방산을 포화지방산으로 바꾸었다. 그 산물이 마가린과 쇼트닝이다.

　쇼트닝은 반 고형성으로 쉽게 변질되지 않고 엎질러질 염려도 없다. 포장하기도 쉽고 다루기도 좋다. 마가린은 아무리 오랜 기간 실온의 창고에 쌓아두어도 변질되지 않는다. 곰팡이도 슬지 않고, 쥐나 바퀴벌레조차 접근하지 않는다. 게다가 잘 녹아 빵에 바르기도 쉽다. 또한 저렴한 가격으로 대량생산을 할 수 있고, 무엇보다 가공식품의 모양을 내는 데 필수적이다. 부드럽고 고소하고 예쁜 과자와 빵과 케이크는 트랜스지방산의 도움 없이는 만들기 어렵다.

하지만 트랜스지방산은 인체에 나쁜 영향을 미치는 것으로 판명이 되었다. 트랜스지방산은 세포막을 딱딱하게 만들고 콜레스테롤의 수치를 높이며 심장병과 당뇨병, 암에 영향을 끼친다는 연구 결과들이 속속 발표되었다.

뒤늦게 이들의 유해성이 확인됐지만, 때는 이미 늦었다. 마가린과 쇼트닝은 이미 우리의 식생활에 너무나 밀접하게 스며들어 있어 벗어나기 어려운 상황이 되었다.

그렇다면 아예 안 먹으면 좋지만, 어쩔 수 없이 먹어야 한다면 어느 정도가 '안전한 섭취량'일까. 2003년 세계보건기구(WHO)는 성인 한 명당 하루 섭취 칼로리의 1% 이내로 트랜스지방산 섭취를 제한했다. 성인의 하루 섭취 칼로리를 2000cal로 하면 대략 20cal이다. 지방 1g이 9cal를 내므로 하루 제한량은 2.2g이다. 이는 도넛 1개, 크루아상 반 개, 피자 7분의 1조각, 감자튀김 3분의 2봉지, 햄버거 5분의 2, 과자 한 봉지 이내에 해당하는 양이다.

아직까지 우리나라의 경우, 트랜스지방산의 섭취에 대하여 정확하게 조사된 것이 없다. 하지만 한 대학교수의 논문에 보면, 우리나라 여고생의 1인당 하루 총 트랜스지방산 섭취량은 평균 4.24g인 것으로 나타났다. 주요 섭취원은 과자, 빵, 유제품, 튀김류, 기타 순서였다. 미국의 6~15g, 캐나다의 8.4g, 아이슬란드의 6g에 견주면 낮은 편이나, WHO 제한량의 두배 가까이 되는 양이다.

트랜스지방산은 아이스크림부터 치킨, 팝콘, 과자 등 현대인이 즐겨먹는 식품에 많이 들어 있다. 전자레인지용 즉석 팝콘의 경우 무려 전체 지방의 절반 가까이가 트랜스지방산이다. 또한 패스트푸드점의 음식들은 많은 트랜스지방산을 포함하고 있다. 이러한 트랜스지방산이 인체에 나쁜 영향을 미친다는 것을 인지한 패스트푸드업체들은 요즘 트랜스지방산이 포함되지 않은 음식을 만들기 위해 많은 노력을 하고 있다. 하지만 이것만으로는 충분하지 않다. 음식을 섭취하는 사람이 각별히 신경을 써야만 할 것이다.

가공 식품에 들어 있는 트랜스지방 함량

크루아상	1개	4.6g
도넛	1개	2.5g
피자	1조각(냉동피자 2조각)	15g
과자	1봉지	3.4g
햄버거	1개	5.8g
감자튀김	1봉지	3.6g

WHO의 성인 일인당 하루 섭취 제한량은 2.2g 이내

*자료: 한국방송 1TV '생로병사의 비밀' 팀 - 한국식품연구원(2005)

과자류 100g에 들어있는 트랜스지방 함량

스낵류	평균 1.2g	최대 10.3g
비스킷류	평균 2.8g	최대 9g
초콜릿 가공품	평균 3.2g	최대 7.1g

WHO의 성인 일인당 하루 섭취 제한량은 2.2g 이내

*자료: 식품의약품안전청(2005)

7) 당뇨병식과 식단

사람마다 식단을 구성하는 방법은 여러 가지가 있겠지만, 아래의 식품구성표 및 식단을 참고하면 좋은 식단을 만드는데 도움이 될 것이다.

당뇨병식의 1,500Kcal 식품구성표

식품군		식품명	중량 (g)	에너지 (kcal)	당질 (g)	단백질 (g)	지방 (g)
1	고기 생선	고기 생선	180	225	0	37.8	8.1
	알 및 콩류	계란	35	56	0	4.4	4.2
		검정콩	5.6	22.6	1.1	2.3	1.0
		된장	10	12.8	1.1	1.2	0.4
2	우유 및 유제품	우유	200	126	11	6	6.4
	뼈째먹는 생선						
3	녹황색 채소		60	21	2.7	1.8	0.3
	담색 채소		313.3	94	17.2	6.3	0
	과일	사과	200	100	20.6	2.8	0.6
4	곡류	보리밥	480	676.8	153.6	13.9	1.4
	감자류						
5	유지류	식용유	20	180	0	0	20
계			1,504	1,514	207.3	76.5	42.4

당뇨병식 식단의 예(1,500Kcal)

끼 니	내 용	분 량
	우유, 또는 두유	200㎖
아 침	잡곡밥 시금치국 갈치구이 김구이 나박김치	밥 - 160g 갈 치 - 50g
점 심	잡곡밥 육개장 불고기 양배추 생채 배추김치	밥 - 160g 쇠고기 - 20g 쇠고기 - 60g
간 식	사과	사 과 - 200g
저 녁	잡곡밥 콩나물국 적우럭구이 미나리 나물 고기깻잎전 깍두기	밥 - 160g 적우럭 - 50g 쇠고기 - 20g

당뇨병식 1,800Kcal 식품구성표

식품군		식품명	중량 (g)	에너지 (kcal)	당질 (g)	단백질 (g)	지방 (g)
1	고기·생선	고기·생선	230	287.5	0	48.3	10.4
	알 및 콩류	계란	50	75	0	8.0	5.0
		검정콩	5.6	22.6	1.1	2.3	1.0
		된장	10	12.8	1.1	1.2	0.4
2	우유 및 유제품	우유	400	252	22	12	12.8
	뼈째먹는 생선						
3	녹황색 채소		60	21	2.7	1.8	0.3
	담색 채소		317.3	95.2	17.5	6.35	0
	과일	사과	200	100	20.6	2.8	0.6
4	곡류	보리밥	570	803.7	182.4	16.5	1.7
	감자류						
5	유지류	식용유	20	180	0	0	20
계			1,848	1,850	247.4	99.4	52.2

당뇨병식 식단예(1,800Kcal)

끼 니	내 용	분 량
	우유, 또는 두유	200㎖
아 침	잡곡밥	밥 - 190g
	시금치국	
	갈치구이	갈치 - 50g
	김구이	
	계란말이	계 란 - 50g
	나박김치	
점 심	잡곡밥	밥 - 160g
	육개장	쇠고기 - 20g
	불고기	쇠고기 - 60g
	양배추 생채	
	배추김치	
간 식	사과	사 과 - 200g
저 녁	잡곡밥	밥 - 160g
	콩나물국	
	적우럭구이	적우럭 - 50g
	미나리 나물	
	고기깻잎전	쇠고기 - 20g
	깍두기	
간 식	우유, 또는 두유	우 유 - 200㎖

3. 당뇨병에 좋은 음식물

당뇨병에는 어떠한 음식물을 먹으면 좋을까. 이제부터 거명하는 기본식품은 일반적인 보급식품(普及食品)보다 다소 가격이 비싼 경우도 있지만 그렇다고 인색하게 굴어서는 안된다. 약간의 과다지출로 망설이게 되겠지만 '건강' 이라는 그만한 가치가 있다. 병에 걸려 지불하게 되는 의료비나 일을 하지 못해서 보는 손해를 감안한다면 이 정도의 지출은 너무나도 싼 것이다.

자동차에 불순한 물질이 섞인 휘발유를 주입하면 고장의 원인이 된다. 그와 마찬가지로 하물며 내 몸에 섭취하는 에너지원이야말로 '순정품' 이기를 바라야 할 것이다.

안전하고도 맛이 있는 소재와 조미료를 엄선하는 것은 당뇨병을 개선하는 식품을 선택하는 기준이기도 하다.

여기에 거명하는 식품은 우선 비타민, 미네랄 등 영양소의 함유량이 다르다. 앞에서 말한 것처럼 이들은 영양분의 대사나 신체의 조절기능에는 없어서는 안되는 것이어서 이러한 영양소의 부족이 당뇨병을 초래하게 된다는 전문가도 있다.

영양소가 부족하게 되면 잔뜩 먹어도 몸속은 영양공급을 못받아 말라죽는 상태가 된다. 껍데기 에너지만 있어서 그것이 조금도 연소되지 않아 엔진이 멈춰버리는 상태가 되는 것이다. 이런 상태가 오랜 세월에 걸쳐 쌓여 당뇨병이 되는 것이다.

다음은 맛이 좋은 것이 중요하다. 미각에는 대원칙이 있다. 그것은 '진짜 식(食)은 맛에 있다.' 는 것이다.

시험 삼아서 이른바 맛소금과 씁쓸한 맛이 함유된 미네랄이 풍부한 천일염을 맛보면 쉽게 알 수 있다. 틀림없이 그 맛의 차이에 놀랄 것이다. 음식에 소금을 사용했을 때에도 확실히 맛의 차이가 있다. 같은 짠맛이라도 천일염에는 바닷맛이라고도 할 수 있는 부드러운 맛과 단맛이 가미되어 이 두 가지 소금의 미각 차이는 뚜렷하다. 만약 이 맛의 차이를 모른다면 당신의 혀는 미각장애를 일으키고 있는 것이다.

진짜 자연식품을 계속 먹어서 혀나 미각의 감지센터를 연마할 것을 권하고 싶다. 자연의 섭리에 기준을 두고 순수하게 만들어진 식품은 거의 예외 없이 '맛' 이 있다. 이 '맛이 있다' 는 느낌을 아는 것은 중요하다. 정말 맛있는 것을 먹으면 자연에 대한 감사하는 마음, 자연에 대한 경건한 마음도 우러나오게 된다.

또 이들 '맛있는 것' 에는 독특한 단맛이 있다. 그것은 천일염이나 유기야채(有機野菜)에도 함유되어 있다. 감미롭다고 할 수 있는 양질의 단맛이고 진정한 단맛이라고 하는 것은 인간의 감정을 온화하게 해주고 뇌의 스트레스를 치유하는 효과가 있다. 설탕의 단맛으로 섭취하는 것이 아니라 비타민이나 미네랄이 많이 함유된 깊은 맛이 넘치는 식품에서 섭취되는 것이므로 일석이조의 효과가 있다.

덧붙여서 말하자면 찌개나 국의 국물 맛을 내는, 맛있고 미네랄이 풍부한 다시마나 건멸치, 가다랭이, 표고버섯 등을 사용하는 전통적인 방법으로 조리하면 좋겠다. 이러한 것들로 맛을 내는 방법에 조금만 익숙해지면 참으로 간단하고 손쉬운 천연식품을 만들 수 있게 된다.

1) 콩으로 만든 식품

콩의 영양학적 가치는 매우 우수한 것으로 알려져 있다. 콩의 대표적인 우수성은 단백질 함량이 높다는 점이다. '밭에서 나는 쇠고기'라 칭하는 것도 단백질 함량이 높기 때문이다. 뿐만 아니라 필수아미노산 조성에 있어서도 곡류에 부족하기 쉬운 라이신 함량이 특히 높아 부족하기 쉬운 필수아미노산을 보완할 수 있다.

콩은 혈당치를 안정시키고 인슐린의 분비를 조정하는 작용이 있다. 또 콜레스테롤을 내리게 하고 혈액의 흐름을 원활하게 해서 손상된 혈관을 회복시켜 주고, 장(腸)의 작용도 원활하게 한다. 이뿐만 아니라 콩은 지방도 많고 비타민 E군, 미네랄, 식이섬유도 풍부하여 당뇨병 환자에게는 가장 좋은 음식이라 할 수 있다.

과거 우리 조상들은 된장, 두부, 비지, 청국장, 간장 등 콩을 주원료로 한 가공식품에서 단백질을 얻었다. 하지만 이러한 단백질원이 육류로 바뀌면서 현대인들에게는 많은 성인병이 발생을 하였다. 이러한 성인병을 예방하는 방법은 우리들이 세계에 자랑할 수 있는 된장, 두부와 같은 전통 건강식품을 먹는 것이다.

이런 식품의 원료로 사용되는 콩은 가능하면 무농약 유기농법으로 만들어진 국산콩을 선택하는 것이 좋고, 된장이나 간장 등의 콩 발효식품은 자연염을 원료로 전통적인 천연양조법으로 만들어진 유기농 콩을 선택하는 것이 좋다.

최근에는 슈퍼마켓이나 백화점에서도 유기농 식품이 판매되고 있지만 같은 회사식품이라도 제조업자나 지역에 따라서 그 맛은 다양하다.

콩은 고혈압에 좋다.

콩 발효식품인 된장을 보면 콩의 단백질이 분해되어 형성된 콩 펩티드라는 것이 존재한다. 이 콩 펩티드 중에는 혈압 조절에 관여하는 성분이 들어 있다. 체내에는 앤지오텐신 전환효소(angiotensin converting enzyme)라는 효소가 있어 혈압을 높이는 작용을 하는데, 콩 펩티드 중에는 이 효소의 활성을 저해하는 성분이 있어 혈압 상승을 억제한다.

신장에 좋다.

신장에 영향을 미치는 단백질은 그 종류에 따라 차이를 보인다. 동물성 단백질이 콩 단백질보다 16% 이상 신장에 무리를 준다는 것이다. 그러므로 신장병 환자들에게 전체 단백질 섭취를 제한하기보다, 동물성 단백질을 식물성 단백질로 대체해 주는 것을 제안하고 있다. 신장 질환 환자들이 동물성 단백질을 콩 단백질로 대체하였을 때 부수적인 효과로 이들의 혈중 콜레스테롤이 감소하였으며, 또한 소변으로 손실되는 단백질의 양도 감소하였다.

2) 곡물

쌀이나 보리 등의 곡물은 사람의 식품으로는 최적의 식품이다. 우리나라의 경우, 쌀의 섭취량은 해마다 감소하고 그 대신 동물성 단백질이나 지방 섭취가 증가하고 있는데, 대체적으로 말하자면 이러한 식사경향이 당뇨병을 증가시키는 원인이 된다.

곡물은 되도록 현미같이 도정하지 않은 상태로 먹는 것이 좋다. 앞에서도 말한 것처럼 현미를 도정하지 않은 채로 먹으면 효소와 비타민 B군을 한꺼번에 섭취할 수 있어 포도당을 자연스럽게 에너지로 변하게 할 수 있다. 또 도정(搗精)하지 않은 곡물은 다량의 식이섬유를 함유하고 있으므로 당뇨병에는 더할 나위 없이 좋으며, 변비 개선에도 효과가 있다.

그러나 모든 사람에게 현미가 좋은 것이라고는 할 수 없다. 체질에 따라서 현미가 맞지 않는 사람도 있다. 현미밥은 너무 딱딱해서 소화에 부담을 주기 때문이다. 그런 사람은 배아미(쌀눈이 떨어지지 않게 찧은 쌀)에 보리와 좁쌀, 옥수수, 피 등을 섞어서 혼식을 하면 좋다. 또 가정용의 정미기도 시판되고 있는데 체질이나 기호에 따라서 3분도, 5분도로 나누어 도정해서 먹는 것도 좋은 방법이며 밥을 지을 때마다 정미하면 각별히 맛있는 밥이 된다.

3) 소금

소금은 인간에게 꼭 필요한 것이고 인간은 소금이 없이 살아갈 수 없다. 고혈압이나 신장병 등 의사로부터 특히 염분의 섭취를 엄중히 제한 당하고 있는 사람은 예외이지만 그렇지 않은 사람은 적정량의 소금을 날마다 섭취하는 것이 좋다.

우리가 일반적으로 사용하는 맛소금은 99% 이상이 염화나트륨의 정제염이 아니라 이온교환 수지막 전기투석법으로 만들어진 화학염이기 때문에 영양소의 장점을 거의 기대할 수가 없다. 단순히 짠맛이 있는 조미료에 지나지 않는다. 소금이란 본래 미네랄이 많이 함유된 천일염을 가리키는 것이다.

화학염은 그저 짜기만 한 균일된 맛이지만 천일염은 이면에 바다의 내음과 맛이 섞여 있어 화학염보다 맛이 있다. 또 같은 천일염이라도 제조법이나 원산지, 제조업자가 다르면 그 맛에 미묘한 차이가 있다. 따라서 여러 종류의 자연염을 시험적으로 맛보아서 그 미각의 차이를 즐기는 것도 재미가 있을 것 같다.

짜게 먹는 것이 고혈압에 나쁜 영향을 미친다는 것은 일반적인 상식이다. 이런 원인은 나트륨 때문이다. 나트륨이 혈압을 높이는 것은 혈관의 삼투압 작용도 있지만 혈관내피세포에 작용을 하여 혈관을 수축시키는 물질을 나오도록 유도하기 때문이다. 나트륨이 세포 안으로 들어가 칼륨을 몰아내면 세포가 죽게 되고, 그 결과 혈관수축 물질이 생성되면서 혈압을 상승시키게 된다.

우리나라 사람의 하루 평균 나트륨 섭취량을 보면 약 4900㎎ 정도가 된다. 이것을 소금으로 환산하면 12.5g정도가 된다. 이것은 세계보건기구의 권장량 5g의 2배 이상이 되는 것이다. 즉, 일반 사람들도 소금의 섭취량을 줄일 필요가 있다는 것이다. 요즘은 밥은 적게 먹고 반찬을 많이 먹는 식생활의 변화 때문에 과거보다 소금 섭취가 많아지고 있다. 그러므로 가급적 반찬을 만들 때 간장·고추장·된장은 물론 화학조미료도 사용을 줄이는 것이 바람직하다.

나트륨 얼마나 들어있나 (단위 : ㎎)

식 품	함량	식 품	함량
칼국수 1그릇	2900	우동, 라면 1그릇	2100
물냉면 1그릇	1800	자반고등어찜 1토막	1500
피자1조각	1300	배추김치100g(10조각)	1000
된장찌개 1그릇	950	더블버거 1개(200g)	900
참치 김치찌개 1그릇	900	햄 3조각(60g)	800
배추된장국 1그릇	750	김밥 1줄	650
멸치볶음(멸치15g)	650	동치미 1그릇	600
돼지불고기(등심 50g)	600	오징어 젓갈(15g)	600
감자칩 1봉지	500	롤케이크 2조각	500
치즈 1조각(20g)	200		

과일과 채소는 나트륨 과잉 섭취를 줄이는 데 도움을 준다. 특히 칼륨이 풍부한 감자와 고구마도 추천할 만한 식품이다. 나트륨에 의해 소모된 칼륨을 보충해 주기 때문이다.

4) 물

인체(성인남자의 체중)의 약 60%는 물이다. 그런 만큼 몸에 좋은 물을 섭취하는 것은 무척이나 중요한 일이다.

수돗물을 음료수로 사용하는 가정에서는 믿을만한 회사제품의 정수기를 설치하던가 물속에 잠시 목탄(숯)을 넣어두는 등 안전한 물로 만들어 마시는 것이 중요하다. 또 우물물 등 지하수를 사용하는 가정도 정기적으로 수질검사를 받아 안전을 확인해 두는 것이 좋다.

우리나라에서는 수도법(상수도)에 따라 의무적으로 염소소독을 하게 되어 있다. 이것으로 말미암아 콜레라나 디프스, 이질과 같은 수인성 전염병(水因性 傳染病) 예방에 커다란 역할을 하고 있는 것만은 틀림이 없다. 그러나 잘 알려져 있는 것처럼 소독을 하게 되면 남게 되는 잔존 염소독성(트리할로메탄)은 발암물질로 인체에 유해한 것으로 알려지고 있다. 또 그밖에도 약 7백 종류의 화학물질이 확인되고 있는데 이들의 생성량(生成量)은 트리할로메탄의 약 2~4배까지나 달하고 있다. 더구나 발암성이나 유전자 레벨에 악영향을 미치게 하는 변이원성(變異原性 : 세균이나 체세포 등에 대해서 유전형질의 영속적인 변화를 일으키게 하는 작용)에 대한 연구는 아직 이루어지지 않고 있다.

또 강이나 호수 등을 수원으로 삼고 있는 도시의 수도에서는 원수(原水) 속의 탁한 물질을 제거하기 위해서 응집제(凝集劑)로서 폴리염화알루미늄(PAC)을 사용하고 있다. 이 가운데에 함유되는 알루미

늄성분과 알츠하이머병(뇌의 신경세포가 퇴화하여 치매증상을 야기하는 병)의 인과관계를 지적하는 연구학자도 있다. 게다가 수돗물 속의 화학물질이 체내에 섭취되어 어떠한 형태로 환경호르몬으로 작용해서 인체에 영향을 미치게 하는가 하는 것은 아직까지 제대로 밝혀지지 않았다.

수돗물은 활성산소가 발생하기 쉬운 상태에 있고 또 화학물질은 체내의 비타민이나 미네랄을 빼앗으므로 신체 대사에도 영향을 준다. 그렇게 되면 당뇨병의 원인이 될수도 있다.

좋은 물의 조건

① 생명체에 유해한 물질이 들어있지 않을 것

대표적인 것이 수돗물에 들어있는 염소이다. 이러한 염소는 인체에 유해한 물질이기 때문에 제거하고 마셔야 된다.

② 미네랄 성분을 균형 있게 포함할 것

아무것도 들어있지 않은 순수한 물은 생명체에 적당하지 않다.

③ 산소와 탄산가스가 충분히 녹아 있을 것

한번 끓인 물은 맛이 없다고 하는데 그 이유는 물에 녹아 있던 산소와 탄산가스가 날아가 버렸기 때문이다. 끓인 물을 화초에 주면 식물이 시들고 어항에 넣어 주면 금붕어가 산소 부족으로 죽는다. 이러한 물은 생명체와 조화되지 않는다.

④ 물의 경도가 높지 않을 것

칼슘 양이 너무 많으면 식생활에 따라 체내에 결석을 만들 위험이 있다. 칼슘이 많으면 밥을 맛있게 지을 수 없다.

⑤ 약알칼리성일 것

인체는 pH 7.35~7.45의 약알칼리성이다. 알칼리성의 물을 이용하면 체내 효소와 항산화물질의 활동을 저하시키지 않기 때문에 음식의 분해, 소화, 흡수 능력이 높아지면 면역력(저항력)이 강해지고 건강하게 된다.

일상생활에서 쉽게 접할 수 있는 것이 물이지만 건강에 좋은 물을 마시는 일은 쉽지 않다. 그렇다면 어떻게 좋은 물을 구할 수 있는 가에 대해서 알아보기로 하자.

① 끓이는 방법

수돗물의 안전성을 의심하는 많은 사람들이 이용하고 있는 방법이다.

이 방법에서 주의해야 하는 것은 많이 끓여야 된다는 것이다. 주전자의 뚜껑을 닫지 않고 10~20분간 수돗물을 끓이면 염소, 트리할로메탄 등은 날아가 버린다. 이 때 보리차를 넣고 끓이면 중금속을 흡착, 제거하는 효과도 있다.

그러나 불휘발성 물질은 그대로 남아있어, 트리할로메탄보다 몇 배 많다고 하는 총유기염소화합물(TOX)은 농축된 상태가 되며, 미네랄 성분(칼슘, 마그네슘, 나트륨)은 대부분이 파괴된다. 탄산가스, 산소 등 물에 필요한 성분도 없어지며 싱싱함이 없는 물이 되어 버린다.

이러한 나쁜 점이 있기는 하지만 수돗물을 직접 마시는 것보다는 끓여서 먹는 것이 좋다.

② 생수

우리나라에서는 수돗물에 문제가 있다고 보도된 후에 생수가 많이 보급되었다. 그러나 이것들은 거의 가열 살균된 것이므로 생각보다 맛이 없다. 또한 이러한 생수는 보존할 때 세균의 발생을 억제시키기가 아주 어려운 문제이므로 쉽게 대장균에 오염될 가능성이 있다. 그러므로 믿을 수 있는 제품을 선택하여 마시는 것이 중요하다.

③ 약수터

약수터의 물을 마시는 사람들도 많이 있다. 하지만 약수터야말로 보존상태가 매우 중요하다. 근처에 오염물질이나 오염지역이 있다면 그 약수터의 물은 안심할 수가 없다. 요즘은 지방자치체에서 약수터를 잘 관리하는 곳들이 있다. 이런 곳은 정기적으로 수질 검사를 실시하여 물의 상태를 알려준다. 이러한 수질 검사가 선행되지 않은 약수터의 물은 가급적 피하는 것이 좋다.

④ 정수기

요즘은 정수기를 사용하는 가정이 급증하고 있다. 그렇다면 정수기의 물은 안심할 수 있을까? 그 해답은 필터에 있다. 필터가 오래되었거나 청소상태가 미흡할 경우에는 정수기 자체가 오염원이 되는 경우도 있다. 이럴 경우 정수기를 통하여 더 나쁜 물을 마시게 되는 것이다. 정수기의 필터는 정기적으로 청소해주고 교체하는 것이 바람직하다.

5) 야채

야채는 호박이나 연근 등의 일부를 제외하고 에너지량이 거의 없으므로 포만감을 얻는 데는 안성맞춤의 식품이다. 게다가 비타민이나 미네랄, 식이섬유가 많으므로 많이 먹는 것이 좋다. 다만 될 수 있으면 영양소가 많이 함유된 무농약 유기농 야채를 먹도록 한다. 유기농 야채는 가격이 비싸지만, 토양의 악화나 농약의 살포 등의 환경오염에 영향을 받은 야채들은 유기농 야채보다 영양소가 많이 부족하므로 영양소의 양만으로 따진다면 가격의 차이는 별로 나지 않을 것이다.

야채는 맛이 없는 식품이지만 몸을 위해서 어쩔 수 없이 먹는다고 생각하는 사람도 적지 않다. 그런 사람에게는 야채는 여치나 토끼가 먹는 것으로 생각될지도 모른다. 개인적인 맛의 기호는 별도로 치더라도 야채가 맛이 없다고 하는 사람은 정말로 맛있는 야채를 먹어 보지 못한 사람일 것이다. 아마도 제초제나 농약, 화학비료 게다가 자연의 법칙을 무시한 촉성재배 등에 의해서 생산된 야채를 먹었기 때문일 것이다.

미생물이 가득히 서식하고 있는 건강한 대지에서 수확된 제철의 야채에는 아주 깊은 맛이 있다. 유기농 재배와 그렇지 않은 야채를 비교해 보면 같은 당근이고 같은 배추라도 그 풍미는 전혀 다른 것이다.

6) 해초

미네랄은 효소의 작용을 돕고 영양의 대사를 촉진케 하는 중요한 역할을 하며 또 아연(亞鉛)이나 크롬, 마그네슘이나 망간 등은 당뇨병을 개선한다. 하지만 미네랄에는 길항작용(拮抗作用)이 있으므로 한 종류의 미네랄이 부족하다고 해서 그것을 대량으로 섭취하는 것은 길항밸런스를 붕괴시켜버리므로 주의해야 된다. 이를테면 흔히 칼슘부족이 지적되는데 체내에 칼슘을 흡수하려면 마그네슘이 필요하다.

해초(海草)는 구하기 쉽고 함유량도 많다. 또 이들은 식이섬유도 풍부하게 함유되어 있다. 게다가 당뇨병에 있어서 좋은 점은 에너지량이 거의 없다는 점이다. 아무리 많이 먹어도 비만의 염려가 없다.

그 중에서도 다시마는 혈전을 풀어주고 피를 맑게 하여 신진대사를 촉진하는 신비의 식품이다. 비타민A, B1, B2, B3, B12 등을 포함하여 알긴산, 라미닌, 타우린, 칼륨, 칼슘, 철, 요오드, 마그네슘, 세레늄 등 78종의 영양소를 함유하고 있는 알칼리 식품으로서 섬유질, 비타민, 미네랄의 덩어리인 종합 영양식품이다.

성분은 종류에 따라서 다르지만, 대체로 수분 16%, 단백질 7%, 지방 1.5%, 탄수화물 49%, 무기염류 26.5% 정도이며, 탄수화물의 20%는 섬유소이고 나머지는 알긴산과 라미나린 등 다당류이다.

다시마는 우유보다 칼슘이 13배, 비타민A가 4배, 철분은 130배가 많으며, 섬유질은 보리쌀, 율무보다 5배, 표고버섯, 미역보다 3배가 더 많다. 당뇨, 고혈압, 신장병, 심장병, 동맥경화, 위궤양, 변비, 관절염, 악성빈혈, 허약체질, 비만, 신경안정, 노화방지, 콜레스테롤 억제, 암예방, 간염 등의 성인병에 예방과 치료효과가 있다. 그 외 김, 미역, 해파리 등도 좋다.

7) 양파

양파는 혈액을 깨끗하게 해서 혈전증(혈관 속에서 혈액찌꺼기가 생기는 증상)을 예방한다. 당뇨병은 좋은 콜레스테롤(HDL)을 감소시켜 버리지만 이 HDL을 증가시켜주는 것이 양파다. 또 췌장의 기능을 높여 인슐린의 분비를 촉진시켜 준다. 당뇨병 외에 고혈압, 뇌졸중, 심장병, 간장병에도 효과가 있다고 한다.

8) 인삼과 호박

인삼은 호박과 함께 예로부터 당뇨병에 효과가 있다고 한다. 사실 인삼은 혈당이나 혈압을 내려주는 작용이 있다. 또 팥과 호박을 함께 삶은 요리는 예로부터 당뇨병에 효과가 있는 것으로 알려져 있다.

9) 버섯류

버섯 속에는 다당체(Pollysaccharide)라는 물질이 들어 있는데 이 다당체가 항암작용, 면역기능의 활성화, 면역기능의 증진, 간기능의 향상, 혈중 콜레스테롤치의 저하, 어혈을 풀고, 혈전생성을 억제한다.

다당체는 혈액내에 과잉으로 전입한 콜레스테롤치를 낮추기도 하며 과잉 전입한 설탕의 양까지도 조정하는 작용이 있어 당뇨환자들이 즐겨 찾는 제품이다. 혈액 속에 과잉으로 전입한 콜레스테롤이나 설탕을 조정한다는 것은 결국 피를 맑게 해주는 것이기 때문에 면역기능이 향상될 수밖에 없다.

그래서 만성간염 환자의 면역력 증강을 목표로 투여될 수 있으며, 암치료의 면역요법 측면에서 이 다당체가 활용되고 있다. 실제로 피를 맑게 해주기 때문에 이 영지와 같은 버섯류 식품들은 만성병 환자의 식이요법에도 권장할 만한 가치가 있다.

10) 살구 씨, 복숭아 씨, 사과 씨

살구, 복숭아, 사과의 씨 속에는 천연의 항암 또는 제암 성분이 충분히 들어 있다. 그 성분이 바로 아미그다린이라고 하는 청산배당체이다. 이 아미그다린이라는 성분은 베타글루코시다제에 의해서 가수분해(加水分解)가 되면 맹독성 물질인 청산(HCN)과 벤즈알데하이드 그리고 두 개의 설탕 성분이 만들어진다.

그래서 이 맹독성 물질인 청산과 벤즈알데하이드가 상승작용을 통하여 이상세포, 즉 암 세포를 파괴시키게 된다. 이 굉장한 독성물질은 물론 정상세포 까지도 여지없이 파괴시키는 힘이 있다. 그러나 인체의 생화학은 너무도 정교하여 반드시 암세포만을 파괴시키고 정상세포에는 큰 이익을 주도록 되어 있다.

그 이유는 아미그다린을 분해 시켜 독성물질을 유리시킬 수 있는 베타글루코시다제라는 효소는 암세포가 분비시키는 효소이기 때문이다. 암세포는 이 베타글루코시다제라는 효소에 싸여 있다. 따라서 아미그다린은 암세포 주위에서만 분해 되어 암세포를 파괴시키는 것이다.

11) 매실

매실 역시 청산 배당체인 아미그다린이 풍부히 들어 있는 약성 식품이다. 그 외에 매실 속에 들어 있는 성분은 호박산, 구연산, 능금산, 주석산등의 각종 유기산(有機酸)이며, 시토스테롤, 레아놀산, 세칠알코올을 위시하여 각종 비타민과 미네랄이 들어 있다. 그러므로 청량수렴제이며 장내 기생충을 잡는 구충작용도 있고 경구 전염병균에 대한 살균작용도 증명되고 있다. 콜레라의 급성전염병 유행 시에 매실 엑기스를 물에 타서 마시면 예방이 가능하다는 설도 있으며 그 외에도 다양한 효능이 있다.

① 해독작용을 한다.

매실에 함유된 피크리산은 독성물질을 분해, 식중독이나 배탈의 치료에 도움이 된다.

② 피로회복에 좋다.

매실에는 천연구연산이 다량 함유되어 있어 피로 물질을 탄산가

스나 물로 분해해 피로를 잘 느끼지 못하게 하고 체력증강에 도움
이 된다.

③ 피부미용에 좋다.
매실에는 혈액순환을 원활히 하는 유기산과 비타민이 풍부해 피
부를 탄력 있게 한다.

④ 칼슘의 효율을 높여 준다.
매실 속에는 다량의 칼슘이 함유돼 있다. 뿐만 아니라 칼슘이 빠
져나가는 것을 억제한다.
때문에 임산부, 성장기 어린이, 폐경기 여성에게 좋다.

⑤ 통증을 줄여주며 해열작용을 한다.
상처부위에 매실농축액을 바르면 화끈거리지 않고 통증을 줄여
준다. 또한 감기로 인해 열이 날 때 해열작용을 한다.

⑥ 소화를 도와 위장에 좋다.
매실의 신맛은 식욕을 당기게 하고 소화를 촉진시킨다.

⑦ 변비예방과 만성설사에 효과적이다.
매실에 함유된 카테킨산은 해독과 살균작용이 있어 각종 균의 발
육을 억제한다. 또한 사과산은 장운동을 도와 만성설사와 변비에
효과를 볼 수 있다.

⑧ 체질개선에 효과적이다.

매실의 신맛 때문에 많은 사람들이 산성으로 오해하기 쉽지만, 매실은 알칼리성 식품이다. 우리가 즐겨 먹는 육류와 인스턴트식품은 대부분 산성이라 두통, 현기증, 불면증, 피로 등의 증상이 나타난다. 매실의 알칼리성은 체질이 산성으로 기우는 것을 막아준다.

⑨ 간 기능을 향상시킨다.

매실에 함유되어 있는 피루수산이라는 성분은 간의 기능을 향상시키고 간장을 자극하여 간장의 해독작용을 높여준다.

12) 자두

자두에는 비타민과 미네랄의 보고이다. 비타민A, 비타민B군, 비타민C를 위시하여 칼륨, 인, 칼슘, 마그네슘, 구리, 철, 망간, 나트륨 그리고 탄수화물, 지방, 단백질, 섬유질 등이 균형 있게 들어 있다. 자두는 칼륨과 칼슘, 그리고 나트륨등의 함량이 높아 알칼리성 식품이며, 살구나 매실, 사과 등에 많이 들어 있는 아미그다린이라고 하는 제암성분도 다량 함유되어 있는 우수한 약성 식품이다.

자두 100 g 속에는 칼륨 880㎎, 인 100㎎, 칼슘 65㎎, 마그네슘 55㎎, 나트륨9㎎, 철분4㎎, 탄산염 및 산화물이 998㎎정도가 함유되어 있다. 자두는 오래 전부터 정장작용과 아울러 알칼리성 식품으로 그 가치가 인정되고, 현대인들이 산성 식품 일변도의 식생활을 함으로써 문제가 제기되고 있는 체질의 산성화를 막을 수 있는 좋은 과일이다.

자두가 소화기능을 항진시킨다는 것이나 고혈압 또는 저혈압에도 유익한 식품이 된다는 것은 자두는 칼륨을 많이 함유하고 나트륨의 함량이 적어 모두 혈관성 질병에 유익하기 때문이다. 그 밖에 자두는 여성의 피부미용에도 좋아 여성들이 좋아하는 과일 중에 하나이다.

제 4 장

당뇨병 운동요법

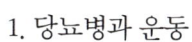

1. 당뇨병과 운동
2. 당뇨병에 좋은 운동

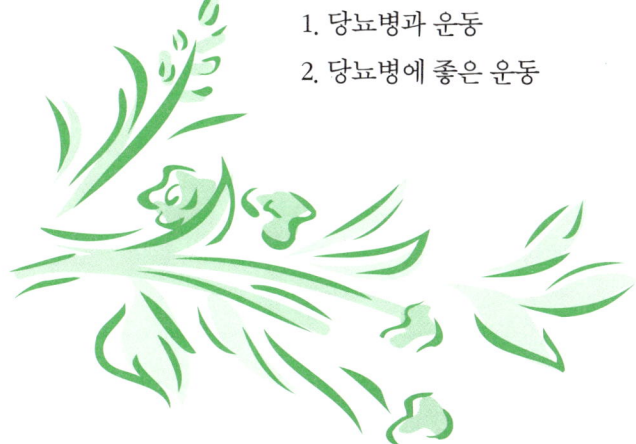

운동을 시작하려고 스포츠센터에 등록을 하고 운동화도 새로 구입하고 여러 가지 준비를 하고 운동을 시작하였다. 하지만 사흘도 못가서 운동을 하는 것이 괴로워졌다고 치자. 여기에서 중요한 것은 '이렇게 의지가 약해서야.' 하고 자책하지 말아야 한다는 것이다. 사흘을 운동하면 1주일을 쉬고 다시 사흘을 계속하면 되는 것이다.

한 달에 사흘씩 세 번을 하면 아흐레나 운동을 한 것이니 아예 하지 않는 것 보다 훨씬 낫다.

이렇게 운동을 지속적으로 하는 것은 힘든 일이다. 하기 싫어지면 안하면 된다. 싫은 것을 계속하는 것은 아무 의미가 없다. 쉬고 나서 다시 시작하면 된다. 이틀하고 하루를 쉬어도 효과는 있는 것이므로 무엇보다도 끈기 있게 계속하는 것이 중요하다.

완벽주의를 추구하는 것이야 말로 스스로 자기 무덤을 파는 꼴이 되기 쉽다. 조금씩 해볼까 하고 마음 편하게 계속하는 것이다. 무슨 일이나 끝까지 하지 않으면 성이 차지 않는다고 고집을 부릴 것이 아니라 조금씩 하면 되는 것이다. 완벽하지 않으면 성이 차지 않는다는 사람은 그런 성격부터 고쳐 나가지 않으면 안 된다. 언제나 '하지 않으면 안 된다.' 하는 생각에만 속박 당해버려 결과적으로 자기를 책망하는 것은 위험한 일이다.

1. 당뇨병과 운동

1) 운동의 효과

운동이 가져다주는 효과로서는 직접적인 효과와 간접적인 효과가 있다.

직접적인 효과

비만을 해소시켜 병에 걸리지 않는 몸을 만든다.

① 당대사(糖代謝)의 개선 : 인슐린의 작용(인슐린감수성)이 개선되어 결과적으로 당대사의 개선으로 이어진다.

② 비만해소 : 체중을 줄임으로써 비만해소로 이어진다.

③ 지질대사(脂質代謝)에 대한 영향 : 운동을 함으로서 지질대사에 대한 영향이 있다. 다시 말해서 HDL 콜레스테롤이 증가되어 결과적으로 동맥경화를 예방하게 된다.

④ 심폐기능(心肺機能)의 개선 : 심폐기능이 개선된다. 심장의 관상동맥(冠狀動脈)의 혈행이 좋아지기 때문에 협심증(狹心症)을 예방할 수 있다. 또 고혈압에도 효과가 있다.

⑤ 근력(筋力)·지구력(持久力)의 강화 : 근력이나 지구력을 강화함으로서 근위축(筋萎縮)을 예방한다. 아령이나 자전거 등이 효과적이지만 숨이 차지 않을 정도로 실시한다.

간접적인 효과

규칙적인 생활, 상쾌함, 원기회복을 통해 일상생활의 활력이 높아진다.

2) 운동의 종류

식사의 3대영양소는 탄수화물, 단백질, 지방으로 이들을 균형 있게 섭취할 필요가 있는 것처럼 운동도 다음 3종류를 실시하는 것이 중요하다.

① 유산소운동(有酸素運動)

나이가 많을수록 자전거타기, 걷기 등 심장의 박동 수가 일정 수준 이상으로 올라가지 않는 격하지 않은 운동을 하는 것이 좋다.

② 스트레칭

나이가 많아질수록 몸의 유연성이 떨어지기 때문에 몸의 유연성을 높이는 스트레칭을 하는 것이 좋다.

③ 근력 훈련

나이가 많아질수록 몸의 근육은 점점 없어진다. 그러므로 나이가 많을수록 근력운동을 많이 해야 한다. 몸에 근육이 생길수록 인체의 기초대사량이 늘어나므로 칼로리의 소모가 많아져 당뇨병에 도움이 된다.

위의 3가지 운동을 잘 조화시켜 실행하도록 한다. 운동은 무리가 가지 않는 정도에서 멈춘다. 한 번에 오랫동안 무리하게 하기 보다는 적은 시간이라도 규칙적으로 하는 것이 중요하다.

3) 운동 시 주의할 점

　운동을 실행함에 있어서 주의하지 않으면 안 될 점을 몇 가지 들어 보자.

　① 식후 1 ~ 3시간을 쉬고 나서 실행한다.

　② 약을 복용하고 있는 사람, 인슐린 주사를 맞고 있는 사람은 식사를 하고 나서 행한다.

　③ 아침에 일어나자마자 운동을 할 경우에는 반드시 1컵 정도의 우유나 물을 마시고 나서 행한다.

운동을 제한, 또는 금지할 필요가 있는 사람

① 안저출혈(眼底出血) : 당뇨병성 망막증(糖尿病性網膜症)으로 현재 새로운 안저출혈이 있을 경우에는 운동을 금지한다.

② 정형적 질환(整形的疾患)이 있을 경우 : 무릎관절증 등 정형적인 질환이 있는 경우에는 무리를 해서는 안된다. 혈당이 높은 경우에는 무리하게 운동을 하면 악화될 수도 있으므로 주의가 필요하다.

③ 신기능(腎機能)·잠재적 허혈성 심질환(潛在的 虛血性 心疾患)이 있을 경우 : 이와 같은 증상이 있는 환자는 운동하기 전에 전문의와 의논해서 운동의 강도 등을 정하도록 한다. 운동에 수반되는 위험성과 효과를 감안하고 운동을 하는 것이 기본이다. 환자에게 적합한 운동량이 된다면 매일 (주3 ~ 4회 이상), 1회의 시간은 20 ~ 30분 정도, 하루 2회 최대심박수(最大心拍數)의 50 ~ 70% 정도로 억제하는 것이 바람직하다. 최근에는 하루 10분 정도로도 누적량에 의해서 효과가 있다고 보고되는 사례도 있다.

---

2. 당뇨병에 좋은 운동

1) 걷기운동

걷기운동은 가장 자연스러우면서도 기본적인 신체단련의 하나이다. 걷기 운동이 건강에 이로운 점은 다음과 같다.

① 다리의 근육을 단련시키며 다리, 뼈마디의 기능을 좋게 한다.

사람의 몸에는 600개 이상의 근육과 그 근육에 의하여 움직이는 200여 개의 뼈가 있다. 걷기 운동을 하면 온몸의 근육과 뼈 모두가 다 운동에 참가하게 된다. 특히 다리에서의 혈액순환과 물질대사가 활발하게 진행되기 때문에 다리의 근육들이 단련되고 다리 근력이 강해진다.

② 비만을 없애고 체중을 줄인다.

비만은 체질에도 관계되지만 결국은 식사량에 비해 운동량이 적은 데서 온다. 비만인 사람은 지방이라는 무거운 짐을 지고 있기 때문에 몸무게가 적은 사람에 비해 걸을 때 불편과 괴로움을 더 느낄 수 있는데 그럴수록 걷기운동을 더 해야 한다. 매일 빠짐없이 자기의 건강상태에 맞게 걸으면 몸무게도 줄고 여러 가지 성인병에도 걸리지 않게 된다.

③ 혈당, 중성지방이 낮아진다.

혈당이나 중성지방은 운동에 의하여 조절될 수 있다. 걷기운동을 자주하면 열량의 원천이 되는 피 속의 당분이나 중성지방이 소비된다. 중년 또는 노년기에 들어선 사람들은 젊은이들에 비해 걷기운동에 의한 혈당 및 중성지방이 낮아지는 속도가 빠르다. 밥 먹은 다음 1시간 정도 걷기운동을 하면 이러한 효과가 나타난다.

④ 저혈압증, 빈혈, 고혈압 병에 좋은 영향을 준다.

혈압이 낮은 사람은 낮은 압력조건에서 심장이 활동하기 때문에 심장이 약하다. 그러므로 적당한 운동을 하면 심장에 많은 피가 흘러들어가면서 심장이 단련된다. 저혈압일 때에는 지치지 않을 정도로 운동량을 차츰 늘려야 한다. 그러기 위해서는 빨리 걷기도 하고 천천히 걷기도 하는 것이 좋다.

빈혈 때 걷기운동을 하면 호흡수가 늘어나고 깊어지며 심장도 빨리 뛰게 된다. 그러면 피 속에는 적혈구나 혈색소(헤모글로빈)의 양이 많아진다. 빈혈에는 약간 숨 가쁨을 느낄 정도로 걷는 것이 좋다. 맨발로 걷거나 운동화 같은 얇은 신발을 신고 울퉁불퉁한 길가를 걷는 것이 좋다.

고혈압병인 경우는 자기의 몸 상태에 맞게 걷는 것이 원칙이다. 운동을 하면 모세혈관의 혈액순환이 활발해지고 산소도 충분히 공급되어 혈압도 점차 내려간다. 운동이 고혈압 환자에게 좋은 영향도 주지만 나쁜 결과를 가져오는 때도 있으므로 주의하여야 한다. 다른 운동 때와 마찬가지로 점차 자기의 몸에 맞게 세기를 높여야 한다. 기본은 익숙해진 걷기운동을 쉼 없이 반복하는 것이다. 걷기 구간은 하루 1.5~2.0㎞로 하는 것이 좋다.

⑤ 머리의 노화를 막는 작용을 한다.

중년기 특히 노년기에 들어서서 운동을 하지 않으면 근육이 쇠약해지고 그 후과로 뇌세포가 점차 못 쓰게 된다. 뇌에 긍정적인 자극을 주어 뇌세포의 노화를 막는 방향에서 작용하는 것은 뼈들에 붙어 있는 긴장근인데 이것은 하반신에 제일 많이 모여 있다. 그렇기 때문에 하반신을 많이 움직이는 운동은 결국 뇌를 언제나 젊게 유지하는 가장 좋은 방법의 하나이다.

걷기운동은 방 안에서 할 수도 있고 산보를 하거나 길을 걷거나 또는 등산하는 방법으로 할 수 있다. 걷기운동은 나이와 건강상태에 맞게 거리와 속도, 시간을 잘 조절해야 좋은 효과가 나타난다. 중년기 이후에 정신노동을 하는 사람들은 하루 동안에 1만보 정도를 걷는 것이 좋다. 몸에 좋은 속도는 1분 동안에 100발자국을 걷는 것이고 적당한 땀이 날 정도로 걷는 것이 좋다.

2) 산책

몸과 마음을 단련하는 운동의 하나이다. 산책은 공기가 맑고 깨끗한 녹음 우거진 공원이나 강변 또는 산길을 자유로이 걷는 방법으로 하는 것이 좋다. 정신노동을 하는 사람이 산책을 정상적으로 하면 하루 노동과정 동안에 피로했던 머리를 충분히 휴식시키고 산만하고 흥분된 정신 상태를 안정시키며 피로가 빨리 풀리게 된다. 산책은 아침, 저녁 그리고 작업 후에 하도록 습관을 붙이는 것이 좋다.

아침산책은 아침에 자고 일어나자마자 하는 것이다. 잠자는 동안에는 몸의 긴장이 풀리게 된다. 이런 상태에서 산책을 하면 되면 혈액순환과 물질대사를 더 빠르게 함으로써 몸의 기능을 회복시키고 밥맛도 돋워 준다.

저녁산책은 저녁밥을 먹은 뒤에 간단히 밖에 나가 주변의 공원이나 거리를 가볍게 걸어 다니는 방법으로 한다. 이렇게 하면 위의 운동이 향상되면서 소화가 잘 되고 피 속에 산소가 많아져 잠도 깊이 들게 되므로 건강에 아주 좋다. 일과 후 산책은 하루 일을 마치고 집으로 돌아가는 길에서 한다. 그러면 그날 작업과정에서 생긴 피로가 빨리 풀린다. 산책시간은 보통 15~30분 정도로 하는 것이 좋고 거리는 500~1,000m안팎이 적당하다.

3) 달리기

달리기는 모든 사람들이 어디에서나 다 할 수 있다. 달리기를 하면 심장, 폐, 간, 위 및 그 밖의 내장장기들의 기능과 활동이 활발해지면서 먹은 것이 잘 소화되고 온몸에 피가 골고루 돌게 되며 물질대사과정 전반이 좋아지며 빨라진다.

중년 및 노년기에 달리기를 힘에 맞게 하면 체력이 단련되는 것은 더 말할 것도 없고 동작의 민활성이 보장되고 심장병, 고혈압, 동맥경화증, 저혈압, 비만증, 당뇨병 등을 예방할 수 있게 되며 사람들은 정신·육체적으로 튼튼하게 되어 나이가 많아도 생리적 노쇠를 모르고 젊음에 넘쳐 일할 수 있게 된다.

달리기는 우선 심장혈관계통에 좋은 영향을 준다. 심장은 보통 1분 동안에 60~80번 뛰는데 심장이 뛸 때마다 핏줄로 뿜어나가는 피는 21~24초 안에 온몸을 돌게 된다. 그런데 달리기를 하면 심장이 정상 때보다 훨씬 빨리 뛰게 되기 때문에 핏줄로 뿜어나가는 피의 절대량이 많아지고 따라서 온몸을 도는 피의 속도가 빨라진다. 특히 아침에 달리기를 하면 신선한 공기를 마음껏 마실 수 있기 때문에 온몸에 산소가 더 많이 공급되게 된다.

달리기는 또한 폐를 튼튼하게 하며 호흡을 좋게 한다. 운동을 하여 단련되면 단련될수록 숨은 깊어지고 그 횟수는 적어진다. 이렇게 되면 숨 쉴 때 적은 힘을 들이면서도 몸의 모든 세포들이 요구하는 많은 양의 산소를 원만히 보낼 수 있게 된다. 또한 달리기는 신경계통을 튼튼하게 해주며 사람들의 기분을 상쾌하게 해주고 언제나 맑은 정신으로 일할 수 있게 하여 준다.

달리기는 밥을 먹고 적어도 30분~1시간 지난 다음에 해야 하며 하기 전에 먼저 간단한 체조를 하는 것이 좋다. 달리기는 발자국을 좁게 디디면서 천천히 뛰는 것을 원칙으로 한다. 그러나 속도를 높이면 높일수록, 달리는 거리가 길면 길수록 더 높은 효과가 나타난다.

달릴 때 숨은 코로 들이쉬고 입으로 내쉬면서 율동적으로 하며 주먹을 가볍게 쥐고 팔꿈치를 직각이 되게 굽혀 앞뒤로 흔드는 것이 좋다. 그리고 가슴은 쭉 펴고 윗몸을 곧추 세우고 머리를 들고 앞을 내다보면서 달려야 한다. 달리기를 자기식대로 나쁜 자세로 하면 건강해지기는 고사하고 무릎이나 허리 등을 상하게 할 수 있다. 그러므로 달리기를 정확히 하는 것이 중요하다.

달리기가 끝날 무렵에는 천천히 달리면서 차츰 속도를 늦추어야 한다. 달리는 거리는 처음부터 너무 멀리 하지 말고 단련되는 정도에 따라서 차츰 늘리는 것이 좋다. 달리기 자체가 몸에 지나친 부담으로 되고 괴로움을 크게 줄 때에는 달리기의 빈도수를 줄이거나 또는 그만두어야 한다.

보통 건강을 위하여 달리기를 할 때에는 분당 200m 정도의 속도로 30분 동안 계속하는 것이 좋다. 그러나 몸에 병이 있을 때에는 그 병에 맞게 달리기 속도와 거리 등을 조절하면서 진행해야 한다.

4) 줄넘기

달리기운동과 마찬가지로 온몸을 균형적으로 발달시키는 운동이다. 이것은 성별, 나이, 육체적인 준비정도에 관계없이 아무 때나 임의의 곳에서 할 수 있는 대중적인 운동이다.

이 운동은 뛰는 것을 주로 하면서 두 팔을 휘돌리는데 뛸 때에 팔, 어깨, 허리, 골반, 다리 심지어는 발의 여러 뼈마디까지 움직이게 된다. 그러므로 이 운동은 모든 뼈마디를 튼튼하게 해준다. 또한 줄넘기는 심장을 단련시키고 혈액순환을 좋게 한다. 한 연구결과에 의하면 처음에는 100번씩 뛰다가 20일 만에는 200번 줄넘기를 하였는데 이때 운동 직후의 맥박 수는 처음 시작하였을 때의 맥박 수와 같았다고 한다. 이것은 20일 동안 계속하는 줄넘기운동에 의하여 심장이 배나 되는 운동부하를 이겨낼 수 있게 튼튼해졌다는 것을 말한다. 이 운동을 뚱뚱한 사람이 체계적으로 하면 몸무게가 줄어든다. 줄넘기는 다른 운동에 비하여 열량소비가 대단히 높다. 테니스가 분당 29.3J이라면 줄넘기는 분당 50.2~104.7J로 테니스의 2배나 된다. 그러므로 비만을 예방 치료하는 데 대단히 좋은 운동이다.

줄넘기를 처음 할 때에는 5분 정도 하고 차츰 강도를 높여 5분 이상 한다. 처음 하는 사람이 다리가 무겁고 아프면 이틀하고 하루 쉬는 방법으로 하다가 차츰 매일 하도록 하는 것이 좋다. 나이에 따른 알맞은 속도를 보면 20대가 분당 110~130번, 30대가 90~100번, 40대가 80~90번, 50대가 70~80번이 적당하다고 한다.

줄넘기방법은 두 다리를 모아 뛰기, 한 다리로 뛰기, 한쪽 다리를 엇바꾸어 앞으로 또는 뒤로 들면서 뛰기, 제자리에서 달리기를 하면서 줄넘기, 팔의 운동을 더욱 빠르게 하여 한 번 뛸 때 줄넘기를 두 번 돌리기, 두 팔을 엇바꾸면서 돌리기 등 여러 가지 방법으로 할 수 있다.

줄넘기의 무게가 가벼운 것은 발에 잘 걸리기 때문에 운동을 하기가 힘들다. 어느 정도 무게가 있으면서 가는 줄이 좋다. 줄넘기는 매우 심한 운동이기 때문에 고혈압이나 심장병이 있는 사람은 삼가해야 한다.

5) 등산

산의 맑은 공기에 의한 신체단련과 걷기를 기본으로 하는 육체적 운동을 결합시킨 적극적인 운동방법의 하나이다. 등산을 자주하면 다리근력이 세지며 몸이 균형적으로 발달한다.

산은 길이 험하고 장애물이 많기 때문에 오르내리는데 사람 몸이 많은 부담을 받게 된다. 그러나 산의 여러 가지 지형지물을 극복하면서 걷는 과정에 다리뼈와 근육은 물론 온몸의 근육과 뼈가 잘 발달되고 심장활동이 세져 온몸에 피가 골고루 잘 돌게 된다. 이와 함께 호흡기 계통의 기능도 높아지고 물질대사도 왕성하게 진행되며 영양물질의 소화 및 흡수도 잘 된다.

산은 높을수록 기압도 낮고 산소분압도 낮다. 등산을 할 때에는 이런 환경조건과 여러 가지 지형을 함께 극복하면서 걸어야 하므로 폐포(肺胞)까지도 동원되어 폐활량이 커지고 맥박이 빨라진다. 이런 과정에 폐포를 비롯한 온몸의 모세혈관들이 발달되고 폐포용적이 커지며 폐로 피 공급이 잘 되게 된다.

등산은 온몸의 근육과 뼈를 다 동원시키는 전신운동인 동시에 험한 지형과 지물을 가려보고 극복하기 위한 높은 신경운동이기도 하다. 그렇기 때문에 등산을 체계적으로 하면 순환기 및 호흡기 계통의 기능만 단련되고 세지는 것이 아니라 신경 계통의 기능도 단련되고 높아진다.

등산도 운동에 속하는 것인 만큼 자기의 몸 상태를 고려하지 않고 덮어놓고 하면 몸에 무리를 가져다 줄 수 있다. 등산은 천천히 걸어야 한다. 보통 1분 동안에 50~70m가 적당하다고 한다. 일단 등산이 시작되면 1시간에 10분 정도 쉬는 것이 좋으며 힘들다고 걸어가다가 쉬면 더 피로가 풀리지 않는다. 등산할 때는 물을 마시지 말아야 한다. 물을 마시면 위에 부담이 될 뿐 아니라 핏속에 산소균형이 파괴되기 때문에 몸이 무거워지면서 피로가 더 온다.

등산은 높고 험한 산에 오르는 것으로만 생각하지만, 자기 몸의 상태를 고려하여 산기슭을 걷는 것도 등산이다. 등산은 운동능력을 키우는 데 좋을 뿐 아니라 체계적으로 계속하면 다른 운동에 비하여 효과가 대단히 크다.

6) 체조

체조는 운동의 기본이다. 체조동작을 제대로 하면 팔다리의 운동은 물론 가슴과 배의 운동도 잘 되고 숨쉬기운동도 되며 따라서 내장장기의 기능이 전반적으로 활발해진다. 체조는 운동의 세기와 시간 그리고 운동부하를 마음대로 조절할 수 있으므로 남녀노소 할 것 없이 누구나가 다 할 수 있는 대중적인 운동이다.

체조는 건강을 증진시키기 위해 누구에게나 다 필요한 것이지만 특히 중년기가 넘은 사람들에게 필요하다. 나이가 50대에 가까워 오거나 또는 넘게 되면 손발의 동작이 젊은 때에 비해 느려지게 되고 내장의 기능도 약해질 수 있는데, 체조를 일상적으로 하면 이런 것을 막을 수 있으며 젊음을 되찾게도 된다. 이것은 마치 오래된 기계에 기름을 일상적으로 치고 일상적으로 이용하면 동작을 잘하게 되는 것과 같은 이치이다.

체조를 한다고 아무렇게나 해도 된다는 것은 아니다. 체조는 어디까지나 나이와 건강상태에 알맞은 동작을 택해서 하여야 한다. 부자연스러운 자세나 몹시 힘든 동작, 체위를 갑자기 바꾸는 동작, 머리를 갑자기 아래로 낮추는 동작을 중년 이후의 사람들이 하면 좋지 못한 결과를 가져올 수 있으므로 삼가야 한다.

7) 수영

물의 압력과 자극을 받으면서 물속에서 팔과 다리를 움직여 물을 밀어내는 힘에 의하여 전진하는 온몸운동이다. 수영은 다른 운동과는 다른 효과가 나타난다. 다른 운동에서는 정해진 동작이 반복되지만 수영은 600개 이상의 근육이 다 움직이는 온몸운동이다.

수영을 체계적으로 하면 몸이 균형적으로 발달될 뿐 아니라 내장장기들의 기능과 활동이 아주 좋아진다. 헤엄을 칠 때에는 우선 심장의 수축이 세진다. 그것은 대기의 온도보다 낮은 찬물이 피부에 닿게 되면 피부의 모세혈관을 자극하여 혈액순환양이 많아지고 물의 압력이 온몸의 겉면을 압박함으로써 핏줄들을 긴장시킨다. 그리하여 심장은 더 세게 수축한다. 심장은 수축할 때마다 많은 양의 피를 핏줄에 내보내어 온몸의 장기조직들에 골고루 보내준다. 심장의 수축활동에 의하여 4~5 *l* 의 피가 1분 동안에 온몸을 도는데, 수영을 할 때에는 그 양이 2~5배나 늘어난다. 또한 수영을 할 때에는 몸이 수평자세를 취하게 되므로 심장에서 피가 더 잘 나가게 되며 결국은 온몸의 모든 곳에 피가 골고루 가게 된다.

수영은 또한 호흡기계통을 발달시킨다. 물에 들어가면 물의 압력이 가슴과 배를 눌러주는데 물속에서 이러한 압력을 이겨내면서 숨을 쉬어야 하기 때문에 호흡에 관련된 근육들이 더 많은 일을 하게 되며 차츰 단련된다. 특히 수영을 할 때에는 몸을 가볍게 하고 잘 뜨게 하기 위하여 짧은 시간에 숨을 깊이 들이쉬고 머리를 물속에 담그기 때문에 한번 숨을 쉴 때 들이쉬는 공기량이 많아진다. 때문에 가슴과 횡격막을 움직이는 호흡근이 단련된다.

　수영은 사람의 피부에 붙어 있는 먼지나 땀을 물로 닦게 하므로 땀샘과 피지선의 분비기능을 높여준다. 수영하는 과정에서 피부가 단련될 뿐 아니라 또한 온도의 오르내리는 변동에 대한 몸의 저항력이 점차 높아지고 차가운 온도에 견뎌내는 능력도 커진다. 그래서 감기, 편도선, 기관지염 같은 병에 잘 걸리지 않게 된다. 이와 함께 물속이 차고 밖의 공기가 따뜻하기 때문에 온도에 따른 자체조절능력도 높아져서 여름 더위에도 견디는 힘이 강해진다.

　수영은 운동생리학적으로 비만한 사람들에게 매우 좋은 운동이다. 비만이라는 것은 그만큼 몸에 지방이 많다는 것이다. 지방은 물보다 비중이 가볍다. 때문에 지방이 많은 사람은 물에 뜨기 쉽다. 이것은 땅 위에서는 부담되는 지방이 물속에서는 아무런 부담이 되지 않는다는 것을 말한다. 때문에 비만한 사람들이 땅 위에서 달리거나 걸으면 고통스럽지만 수영을 할 때에는 고통스럽지 않을 뿐 아니라 운동효과가 더 높다는 것이다.

　비만인 사람은 물속에서 헤엄을 치지 않고 물속에서 그저 목을 내놓고 잠겨 있기만 해도 공기 중에서 같은 자세로 있는 경우보다 50~80%정도의 열량을 더 소비하는데 이것은 열의 전도율이 물속에서 아주 높기 때문이다. 열의 전도율이 높다는 것은 그만큼 몸 안에서 열을 빼앗기는 것이므로 이것은 열량의 소비가 많다는 것을 말한다. 그러므로 수영은 비만인 사람들의 몸무게를 줄이는 데는 아주 좋은 운동의 하나로 된다.

수영은 혈압을 점차적으로 낮춘다. 수영을 하면 혈액순환이 빨라지면서 혈관 벽에 붙어 있는 콜레스테롤을 씻어내어 좁아졌던 혈관 안쪽을 넓히고, 혈관 벽이 얇아지며 탄력성이 생기면서 혈압이 낮아진다. 혈압이 높아지는 다른 원인은 말초에서 모세혈관들이 막혀 저항이 높아지기 때문이다. 그러나 수영을 하면 새로운 모세혈관이 많이 생겨 저항성이 없어지면서 또한 혈압이 내려간다. 그러나 수영은 고혈압에 다 적합한 것은 아니다. 혈압이 지나치게 높거나 여러 가지 합병증이 있는 사람은 의사의 지도에 따라 이 운동을 할 수 있다.

수영은 에너지 소비가 크기 때문에 몸에 맞게 천천히 하는 것이 좋다. 나이 든 사람들은 물에 있는 것만으로도 체력의 60% 정도의 운동을 하는 것이 된다. 수영시간은 10~20분 동안이 좋으며 그 다음 20~30분 동안은 물놀이를 하는 것이 좋다. 수영은 하루에 한 번 또는 2일에 한 번씩 하면 좋으나 자기 몸에 맞게 그 날짜를 정하는 것이 좋다.

당뇨병 약물요법

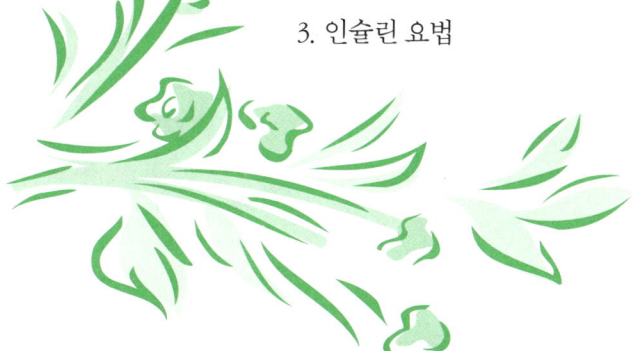

1. 경구요법

경구요법은 말 그대로 약을 입으로 섭취하는 방법이며, 이렇게 입으로 섭취하는 약을 경구혈당강하제라고 한다. 경구혈당강하제는 인슐린 요법보다 효과가 떨어지며, 효과가 있다고 하더라도 부작용이 있어서 사용하기가 어렵다. 이러한 경구혈당강하제는 인슐린 비의존형 당뇨병 환자가 식이요법과 운동요법으로 체중감량을 하였으나 혈당치가 잘 조절이 되지 않을 경우에, 환자의 혈당 정도, 식후 혈당의 정도, 비만도, 연령, 발병기간, 합병증 등을 참고로 하여 환자에게 처방한다.

처방된 경구혈당강하제의 효과가 불충분할 경우에는 약의 양을 늘리거나 다른 약으로 바꾼다. 그래도 효과가 없을 때에는 식이요법, 운동요법을 포함한 당뇨병의 문제점을 되짚어볼 필요가 있다. 한편 조절이 되어 혈당이 내려가게 되면 약을 줄이는, 말하자면 약의 점진적 감량도 생각해볼 필요가 있다. 고혈압 치료의 경우 한 가지 약으로 조절이 되지 않으면 여러 가지 약을 포함해서 부작용을 방지하면서 혈압을 내리는 것이 현재 주류를 이루는 치료법이다. 따라서 당뇨병에 대해서도 약의 병용요법이 필요한 것이다.

한편 지나치게 병용하게 되면 당연히 부작용도 따르게 된다. 부작용이 나타났을 때 어느 약이 맞지 않는 것인지 알 수가 없게 되는 경우도 있다. 따라서 2S(Small and Simple)을 기본으로 해서 처방해 나가는 것도 하나의 방법이다.

1) 경구혈당강하제의 복용

대부분의 인슐린 비의존형 당뇨병 환자의 경우, 식이요법과 운동 요법만으로 효과를 볼 수 있다. 하지만 식이요법과 운동요법만으로 혈당치를 조절하지 못하는 경우, 경구혈당강하제를 복용한다. 이런 경구혈당강하제는 인슐린 의존형 당뇨병 환자에게는 아무런 소용이 없다. 인슐린 의존형 환자는 오로지 인슐린 요법만을 사용해야 한다.

앞에서 말한 것과 같이 경구혈당강하제의 경우 부작용이 있다. 최근에는 효과도 높고 부작용도 적은 약들이 개발되어 당뇨병 치료에 새로운 희망을 주고 있지만 아직까지 큰 영향을 미치지는 못하고 있다. 이렇게 부작용이 있음에도 불구하고 꼭 사용해야하는 당뇨병 환자의 경우, 전문의의 지시를 받아야만 한다. 전문의의 지시 없이 약을 복용하는 것은 목숨을 담보로 위험한 행동을 하는 것과 같다.

경구혈당강하제는 감기약처럼 며칠 먹다가 그만두는 것이 아니라 아주 장시간 복용을 해야 한다. 그러므로 약간의 독성만 있더라도 이것이 오랜 시간 누적이 되어 몸에 치명적인 영향을 미칠 수 있다. 약을 선택할 때 효과보다도 부작용에 더 많은 주위를 기울여야 하는 이유가 바로 이것이다.

2) 경구혈당강하제의 종류

현재 약 10가지 정도의 경구혈당강하제가 시판되고 있다. 이것을 크게 분류한다면 설폰요소제, 비구아나이드제, 기타 혈당강하제로 나눌 수 있다.

① 설폰요소제(Sulfonylurea劑)

현재 시판되는 경구혈당강하제 중에서 가장 많이 사용되고 있다. 설폰요소제 제품들은 비교적 부작용이 적은 편이다.

설폰요소제는 췌장의 β세포를 직접적으로 자극하여 인슐린을 분비하게 하는 약이다. 이런 설폰효소제는 40~50대 이후에 당뇨병이 발병한 환자, 당뇨병 초기 환자, 비만증이 있는 환자들에게 효과를 볼 수 있다.

설폰요소제의 부작용으로는 위장 장애, 식욕 부진, 피부 발진, 가려움증 등이 나타날 수 있으며 이러한 증세는 약의 양을 줄이거나 약의 복용을 중지하게 되면 곧 없어진다.

② 비구아나이드제(Biguanide劑)

비구아나이드제는 설폰효소제보다 혈당 강하작용 능력이 조금 떨어지며 유산혈증을 발생시킬 수 있는 부작용이 있다. 설폰효소제와는 다르게 직접적으로 인슐린의 분비에 관여하지는 않는 것으로 알려져 있으며, 이로 인하여 설폰효소제 복용 시 발생할 수 있는 정상치 이하로의 혈당강하 작용으로 인한 저혈당 증세를 일으킬 가능성은 적다. 하지만 설폰효소제보다 부작용이 많은 편이며 과다하게 복용할 경우 소화기에 문제를 일으킬 수 있다.

3) 경구혈당강하제 복용시 주의사항

① 항상 저혈당을 조심한다.

설폰요소제의 경우 가장 큰 부작용은 저혈당 증세이다. 약을 복용하였을 때 흡수하는 양이 사람마다 다를 수 있고, 또한 상황마다 다를 수 있기 때문에 너무 많이 약을 복용할 경우 쉽게 저혈당 증세가 나타난다. 또한 심한 운동을 하거나 식사시간이 불규칙하면 그 가능성은 더욱 커진다.

② 주치의의 지시를 따른다.

절대로 환자가 임의대로 약의 복용을 늘이거나 줄이면 안 된다. 꼭 주치의와 상의를 해야 한다. 주치의의 지시를 임의로 어기면 약의 복용이 효과를 발휘하지 못할 수 있을 뿐더러, 나쁜 경우 상황이 악화될 수도 있다.

4) 약을 복용하는 자세

어느 약이나 약간의 부작용이 있게 마련이다. 때문에 의사로부터 그에 대해서 충분한 설명을 들어두는 것이 필요하다. 적어도 지금 복용하고 있는 약이 어떠한 종류이고 어떠한 작용을 하는가, 어떤 점에 주의해야 하나 등을 이해하고 복용하도록 한다.

당뇨병 약의 부작용으로는 저혈당, 체중증가, 간 기능장애, 복부증상(방귀, 복부팽만), 부종, 심부전 등이 있다. 그 밖에 합병증에 따라서 다른 약을 병용하는 경우도 있다. 이를테면 당뇨병 환자가 고혈압, 고지혈증, 협심증, 심부전 등을 합병하게 되면 여러 종류의 약물이 필요하게 된다. 따라서 약의 상호작용에도 주의가 필요하므로 의사의 충분한 설명을 들어 둘 필요가 있다. 게다가 다른 의료기관과 연관되는 경우도 있으므로 자신이 복용하고 있는 약에 관해서는 그 처방내용이 적힌 메모지를 휴대하고 다니는 것이 좋을 것이다.

2. 인슐린

1) 인슐린의 발견

인슐린은 포도당이라고 하는 에너지원을 세포로 유도하는 작용을 하며 생명활동과 성장에 없어서는 안 될 중요한 역할을 하고 있다.

1889년, 독일의 한 의사가 개의 췌장을 제거하자, 그 개가 당뇨병에 걸리는 것을 확인했다. 그러나 췌장이 없는 경우 당뇨병이 발병하는 원인은 그 이후 30년 정도나 해명하지 못하였다.

1921년 11월 14일, 캐나다 사람인 밴팅과 베스트가 인슐린의 발견을 발표하였고, 그 후 인슐린 부족이 당뇨병을 일으킨다는 것을 알게 되었다.

그로부터 불과 2개월 뒤에는 임상에서 인슐린이 처음으로 사용되었다. 당뇨병 중증환자인 13세 소년에게 인슐린이 주사된 것이다. 그 효과는 즉시 나타났다. 소년은 극적인 회복세를 보이고 살아나게 되었다.

그 뒤 당뇨병환자는 속속 죽음의 심연(深淵)에서 살아 돌아올 수 있게 되었다. 당뇨병이 불치의 병이었던 당시, 인슐린 주사로 생명을 구할 수 있다는 것은 기적과 같은 충격적인 사건이었다. 이 인슐린의 발견으로 인해 당뇨병은 '죽음의 병'에서 '인슐린에 의해서 조절되는 병'으로 달라진 것이다.

인슐린은 실로 기적의 마법과도 같은 약이었다. 이 인슐린의 발견과 추출, 제조는 서양 근대의학의 금자탑이 되었고 이 위대한 공적을 평가해서 1923년도에 노벨의학상이 수여되었다.

2) 당대사(糖代謝)와 인슐린

포도당은 우리들 생명활동에는 없어서는 안 될 에너지원(源)이다. 특히 뇌세포는 거의 포도당만을 에너지원으로 삼고 있어 이것이 뇌로 보내지지 못하게 되면 수 분 내에 뇌는 활동을 중지해 버린다. 그러므로 포도당은 하루 24시간 동안 끊임없이 뇌세포를 비롯한 신체 구석구석의 세포로 보내지는 것이다.

이와 같이 포도당은 소중한 에너지원이기 때문에 우리의 신체는 이것을 될 수 있는 대로 유지하려고 한다. 하지만 거기에도 한계가 있어 일반적으로 혈당치가 170mg/dl 전후가 되면 신장은 포도당을 우리 몸에 해가 되는 유독물로 인식해서 몸 밖으로 오줌과 함께 배출하려고 한다. (혈당치가 높지 않은데 요당이 나와 버리는 신성당뇨(腎性糖尿)라는 것도 있기는 하다.)

포도당은 신체에 꼭 필요한 에너지원이지만 그것이 혈액 속에 너무나 진한 상태, 다시 말해서 고혈당이 계속되면 전신에 여러 가지 합병증을 일으킬 수 있고 당뇨병성 혼수라고 하는 위독한 상태에 빠뜨릴 수 있다.

어째서 당뇨병에 걸리면 고혈압이 생기고, 신체에 없어서는 안될 에너지원인 포도당을 헛되이 버리는 것일까? 그것을 알려면 신체의 당대사(糖代謝)구조를 이해해야만 한다. 밥이나 국수, 빵 등의 탄수화물을 먹으면 타액(침), 췌액, 장액(腸液) 등에 의해서 소화되어 간장에서 포도당으로 변한다. 그 가운데 일부는 바로 피 속으로 들어가고 나머지 대부분은 간장에서 글리코겐으로 저장되었다가 조금씩 다시 포도당으로 분해되어 혈액 속에 일정한 양이 보내져 지방이나 근육 등 신체의 각 조직에서 에너지원으로 사용된다. 만약 포도당의 양이 많거나 포도당이 신체조직에 잘 받아들여지지 않게 되면 혈당치가 올라가는 것이다.

이 혈액으로의 포도당 공급을 조절해서 혈당을 올렸다 내렸다 조절하고 있는 것이 각종 호르몬이다. 거기에는 혈당치가 낮아지면 작용해서 혈당치를 높이는 호르몬(글루카곤, 아드레날린, 갑상선호르몬, 부신피질호르몬, 성장호르몬 등)과 혈당치가 올라가면 혈당치를 내려주는 호르몬(인슐린)이 있다.

섭취된 음식물이 영양소가 되고 그것이 체내에서 에너지가 되어 잘 이용되려면 호르몬의 작용이 필요 불가결한 것이다. 우리들의 신체는 이 호르몬이라고 하는 '성스러운 저울'에 의해서 정교한 평형을 유지하고 있다고 할 수 있다.

당뇨병은 혈당치를 내리고 포도당을 저장하는 작용을 하는 인슐린의 작용이 잘 되지 않음으로써 발병한다. 그렇기 때문에 당뇨병을 이해하려면 인슐린의 작용을 충분히 이해해야만 한다.

인슐린은 위(胃)의 뒤에 있는 췌장의 랑게르한스섬(島) β세포(췌장 β세포)라는 부위에서 생성되고 분비된다. 인슐린은 피 속에 포도당이 증가되면 분비되어 혈당치를 억제하는 작용과 포도당을 세포에 보내는 작용을 한다. 이로 인해 혈당치가 내려가는 것이다.

이 작용을 좀 더 자세히 설명하면, 우리 몸의 세포에는 리셉터라는 수용체(收容體)가 붙어 있는데, 이 리셉터는 포도당이 세포로 들어가는 일종의 세포의 문으로 이 문을 열려면 인슐린이라는 전용열쇠가 필요한 것이다. 이 문이 인슐린에 의해서 열리게 되면 포도당은 비로소 세포로 들어갈 수가 있다. 이와 같이 포도당은 인슐린의 작용에 의해서 지방이나 근육세포에 공급되어 신체를 움직이는 에너지로 바뀔 수 있는 것이다.

3) 인슐린의 양면성

당뇨병 환자들은 인슐린이라고 말하면 무조건 도움이 된다고 생각하는 습관이 있다. 하지만 인슐린은 당뇨병의 치료에 도움을 주기는 하지만 적절히 사용하지 않으면 오히려 당뇨병 환자를 위험에 빠뜨리게 할 수도 있다. 다음의 이야기는 가상의 이야기이지만 이러한 인슐린의 양면성을 쉽게 이해할 수 있는 계기가 될 것이다.

A와 B, 두 사람이 혼수상태에 빠져 병원에 실려 왔다. A와 B는 모두 당뇨병 환자였으나 의사가 시술한 치료는 전혀 정반대였다. A에게는 인슐린을 주사해서 혈당치를 내렸고 B에게는 당분(글루코오스 용액)을 주사해서 혈당치를 올렸다. 잠시 후에 두 사람은 모두 의식을 회복해서 혼수상태에서 되살아났다.

A는 당뇨병성 혼수라고 하는 고혈당으로 인한 의식장애였고, B는 저혈당(인슐린 주사나 내복액을 사용하고 있는 환자가 공복상태가 되어 혈당치가 내려간 상태)으로 인한 혼수였다. A는 매일 인슐린을 자기 주사하도록 의사로부터 지시를 받고 있었음에도 불구하고 이 날은 급한 일이 생겨서 인슐린을 주사하지 않았다. 그 때문에 고혈당이 되어 당뇨병성 혼수에 빠지게 된 것이다.

B도 인슐린 주사가 필요했었는데 오늘은 실수로 의사의 지시보다도 다량의 인슐린을 주사하고 말았다. 그 때문에 인슐린이 지나치게 작용해서 피 속의 포도당이 부족해 저혈당으로 되고 뇌에 충분한 에너지가 공급되지 못해 혼수상태로 빠져버린 것이다.

A는 인슐린이 작용하지 않아서 혼수상태가 되었고, B는 인슐린의 작용이 너무 많아서 혼수상태에 빠졌다. 이들은 모두 인슐린의 작용이 원인이 된 것이었다.

3. 인슐린 요법

1) 인슐린 요법이란?

인슐린은 췌장의 β세포에서 분비된다. 당대사(糖代謝) 뿐만 아니라 에너지대사에 관계되는 가장 중요한 호르몬의 하나이며 이것이 극단적으로 결핍되면 생존 그 자체가 위태로워진다.

인슐린은 간장·근육·지방 등의 세포막에 있는 수용체와 결합해서 당의 흡수나 글리코겐 합성, 지방·단백질의 합성 등 다양한 작용을 한다.

I형 당뇨병(인슐린 의존형)에서는 인슐린의 절대적 결핍, II형 당뇨병(인슐린 비의존형)에서는 인슐린 저항성과 인슐린 분비장애 등 인슐린작용의 저하가 원인이다.

인슐린요법이란 인슐린을 직접 인체에 주사로 투여하는 것이다. 이렇게 인슐린요법이 필요한 것은 I형 당뇨병이다. II형 당뇨병에서는 경구혈당강하제 등을 사용해도 조절이 어려운 경우나 수술, 감염증 등을 합병했을 경우 등이다.

경구혈당강하제로 조절이 좋지 않을 때는 일찍부터 인슐린 치료로 전환하는 방법을 채택한다. 그렇게 함으로써 피폐된 췌장 β세포의 기능을 회복시켜 인슐린에서 탈피할 수 있는 경우도 있기 때문이다.

인슐린 치료는 쉽게 확인을 할 수 있다. 이를테면, 갈증이나 다뇨

(多尿)의 증상은 인슐린 주사에 의해서 쉽게 없어지고 개선되기 때문이다. 그러나 당뇨병이 오래 되어 치료가 잘 되지 않아 자각증상이 별로 없는 경우에는 인슐린 주사를 꺼려하는 경우가 적지 않다.

환자들이 보통 인슐린을 사용하기까지는 다음과 같은 마음의 변화가 있게 된다.

① 거부한다 : 초기에는 인슐린 따위는 필요없다고 거부한다.

② 필요성을 느낀다 : 당조절이 되지 않아 인슐린의 필요성을 느끼지만 생각해 보겠다는 단계로 들어간다.

③ 해야 되겠다고 생각한다 : 필요성을 실감한다.

'역시 하지 않으면 안 되겠구나.' 또는 '구체적으로는 어떻게 해야 좋은 것일까?' 하고 실행에 옮기게 된다. 실제로 인슐린 주사를 맞기 시작하면 저혈당에 대한 지식을 가져야 한다. 하루 3회의 인슐린 주사라면 학교나 직장에서 점심때의 주사를 어찌해야 하는가하는 문제가 생기고 4회라면 주사를 맞는 시간 배분도 고려하지 않을 수 없다.

2) 인슐린 요법이 필요한 경우

① 인슐린 의존형 당뇨병

② 인슐린 비의존형 당뇨병 환자 중, 식이요법이나 경구혈당강하제로 혈당조절이 힘든 경우

③ 인슐린 비의존형 당뇨병 환자 중 합병증이 있는 경우

3) 인슐린의 종류

원래 인슐린 주사를 맞을 경우, 인슐린은 빠르게 인체에 흡수되어 혈중에서 작용을 한다. 하지만 이러한 인슐린에 다른 성분을 첨가하

면 인체에 흡수되는 속도를 늦출 수 있어 인슐린의 작용시간이 늘어질 수 있다. 이렇게 인위적인 조작으로 인한 작용시간에 따라 인슐린을 속효형 인슐린, 중간형 인슐린, 지속형 인슐린으로 구분한다.

인슐린에 대한 충분한 지식을 가지고 증세에 따라서 적합한 인슐린을 선택하는 것은 매우 중요한 일이다.

① 속효형 인슐린

인슐린 주사 후 반응이 매우 빠르게 나타난다. 약 30분 정도면 반응을 보이기 시작하여 약 7~8시간가량 효과가 지속한다. 최대효과를 얻을 수 있는 시간은 3~5시간 사이로 이러한 속효형 인슐린을 사용할 때는 매 식사 전에 주사를 맞아야 한다. 당뇨병성 혼수와 같이 혈당치를 빠르게 내려야할 때도 사용한다.

② 중간형 인슐린

이름 그대로 속효형 인슐린과 지속형 인슐린의 중간이다. 작용시작 시간은 1시간에서 1시간 30분 사이이며 최대효과를 얻을 수 있는 시간은 8~12시간 사이이다. 지속시간은 최대 24시간 정도이다. 보통 하루에 한 번, 아침 식사 전에 주사한다.

③ 지속형 인슐린

작용시작시간은 3~5시간이며 최대 36시간까지 작용한다. 최대효과시간은 약 12~24시간 사이이다. 이러한 지속형 인슐린은 지속시간이 너무 길어서 사용하기가 오히려 불편하다. 최근에는 많이 사용되지 않는다.

제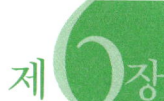장

당뇨병 민간·한방요법

1. 민간음식요법
2. 한방요법
3. 당뇨병에 도움을 주는 단방

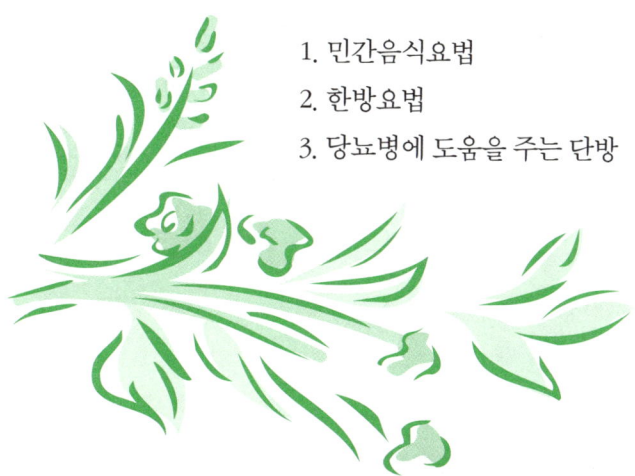

한의학에서는 당뇨병을 소갈(消渴)이라 부른다. 소갈이란 단어의 뜻을 풀이하면 소화가 빨리되어 자주 배가 고프고 갈증이 나서 물을 많이 마신다는 뜻이다.

여기서는 이러한 증상이 나타날 때 우리 선조들이 자주 사용했던 민간요법과 한방요법을 나열하여 본다.

1. 민간음식용법

감국약술

[적응증]

당뇨병 환자, 식은땀이 나고 오후에 미열이 나는 사람, 가슴이 답답하고 갈증이 나는 사람

[효능]

음을 보하고 허열을 내리며 눈을 밝게 하고 혈맥이 통하게 한다.

[재료]

감국 · 생지황 · 지골피 각 50g, 설탕 적당량.

[용법]

감국, 생지황, 지골피를 깨끗한 물에 잘 씻고 손질하여 물 1 l 에 넣는다. 이것을 잘 달여 물이 400ml가 되도록 만든 후, 설탕과 누룩을 넣어 약술을 만든다. 한번에 50ml씩 잠자기 전에 마신다.

굴껍질팥잉어약찜

[적응증]

황달, 당뇨병, 여러 가지 이유로 몸이 부을 때, 산후 소변을 잘 보지 못 할 때

[효능]

소변을 잘 나가게 하고 부은 것을 내린다.

[재료]

잉어(1kg 정도 되는 것) 1마리, 팥 50g, 귤껍질·고추 각 6g, 생강
·파·후추·소금·닭고기국물 각각 적당량.

[용법]

잉어의 비늘과 내장과 아가미를 버리고 깨끗이 씻은 다음, 물에 불
린 팥, 귤껍질, 고추를 깨끗이 씻어 잉어의 배 안에 넣는다. 이것을
오목한 접시에 담고 그 위에 잘게 썬 생강과 파, 후춧가루, 소금을
치고 닭고기 국물을 부어서 시루에 넣고 1시간 정도 쪄낸다. 이것
을 하루에 2번에 걸쳐 나누어 먹는다.

🌸 녹두검정콩팥약탕

[적응증]

당뇨병

[효능]

비위를 보하고 해독하며 소변을 잘 볼 수 있게 한다.

[재료]

녹두·검정콩·팥 각 75g

[용법]

깨끗이 씻은 녹두, 검정콩, 팥을 함께 물 2 *l* 에 넣고 물이 절반 정
도로 줄 때까지 푹 삶는다. 이것을 하루에 3번에 걸쳐 식전에 나누
어 먹는다.

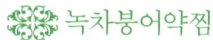 녹차붕어약찜

[적응증]

당뇨병, 소아 소화불량증, 식체, 갈증이 날 때에 사용한다. 월경 및 산후에 몸이 붓는 데도 사용한다.

[효능]

비위를 보하고 습(濕)을 없애며 음(陰)을 보한다.

[재료]

붕어(150~200g) 1마리, 녹차 10~15g, 식물성 기름·소금 각각 적당량.

[용법]

붕어의 비늘은 그대로 두고 아가미와 내장을 제거한다. 붕어의 배 안에 녹차를 넣고 꿰맨다. 이것을 사발에 담고 그 위에 기름과 소금을 뿌려서 푹 찐다. 차잎은 꺼내버리고 먹는다.

대추연밥돼지등뼈약탕

[적응증]

당뇨병, 몸이 허약한 데 쓴다.

[효능]

원기를 보하고 갈증을 없애며 소변량을 줄인다.

[재료]

돼지등뼈 1보, 대추 150g, 연밥 100g, 목향(자른 것) 3g, 감초(자른 것) 10g.

[용법]

돼지등뼈를 잘 손질한 뒤, 이것을 부수어 대추, 연밥, 목향, 감초와 함께 물에 넣고(목향과 감초는 얇은 천에 싸서 넣는다) 약한 불에 4시간 정도 달여서 목향과 감초는 건져내고 하루에 여러 번 나누어 먹는다.

🌺 동아수박껍질약차

[적응증]

당뇨병, 가슴이 답답하고 갈증이 나며 소변을 자주 볼 때, 산후에 소변을 잘 보지 못할 때 사용한다.

[효능]

열을 내리게 하고 소변을 잘 보게 하며 갈증을 멈추고 해독한다.

[재료]

동아껍질(동과피)·수박껍질(서과피) 각 1kg, 하늘타리뿌리(과루근) 250g.

[용법]

동아껍질과 수박껍질은 깨끗이 씻어 표면의 단단한 부분을 깎아내고 잘게 썬다. 하늘타리뿌리는 물에 불려 짓찧은 다음 모두 함께 물에 넣고 1시간 정도 달인다. 그 후, 찌꺼기를 짜버리고 다시 약한 불에서 걸쭉해지도록 졸인다. 한번에 10g씩 수시로 따뜻한 물에 타서 마신다.

🌺 두릅약차

[적응증]

당뇨병, 신경증, 몸이 허약한 데, 피로 등에 쓴다.

[효능]

혈압을 낮추는 작용, 강장작용, 피로회복 촉진작용 등이 있다.

[재료]

두릅나무껍질 20g (또는 두릅나무 어린가지 30g)

[용법]

두릅나무껍질을 잘게 썰어 약천주머니에 넣고 끓는 물(뜨거운 물) 400㎖에 30분~1시간 정도 담가 우린 다음 하루 여러 번에 나누어 마신다.

✿ 무전복약국

[적응증]

당뇨병, 입안과 목구멍이 마를 때 쓴다. 월경 때 열이 날 때도 사용할 수 있다.

[효능]

음을 보하고 열을 내리며 갈증을 멈춘다.

[재료]

전복 20~25g, 무 250~300g.

[용법]

전복을 물에 불렸다가 씻어서 썰고 무도 씻어 잘게 썰어서 함께 냄비에 넣고 국을 끓여 하루 걸러 1번씩 먹는다. 6~7번 먹는 것이 좋다.

✿ 부추대합조개약국

[적응증]

당뇨병, 몸이 허약한 데 사용한다.

[효능]

음을 보하고 위를 튼튼하게 한다.

[재료]

대합조개 150~200g, 부추 100~150g.

[용법]

부추를 물에 씻어 적당한 길이로 썰고 대합조개는 까서 살만 깨끗
이 씻어 부추와 함께 솥에 넣고 국물을 부어서 끓인다. 간을 맞추
어 식기 전에 먹는다.

뽕나무뿌리껍질찹쌀가루약묵

[적응증]

당뇨병 등에 쓴다.

[효능]

폐열(肺熱)을 내리고 소변의 양을 줄인다.

[재료]

뽕나무뿌리껍질(상백피) 100g, 찹쌀가루 100g.

[용법]

먼저 뽕나무뿌리껍질에 물 2 *l* 를 붓고 30분 정도 달여서 찌꺼기를
건져낸다. 그 물에 다시 찹쌀가루를 넣고 끓여 묵처럼 만들어 하루
3번에 나누어 먹는다.

시금치뿌리약죽

[적응증]

당뇨병에 쓴다.

[효능]

갈증을 멈추고 소화를 돕는다.

[재료]

시금치뿌리(생것) 250g, 계내금 10g, 흰쌀 적당량.

[용법]

시금치뿌리를 깨끗이 씻어 잘게 썰어 계내금과 함께 물을 부어 30분 정도 끓인다. 그 후 흰쌀을 씻어 넣고 죽을 쑤어 하루 3번에 나누어 먹는다.

옥수수수염대합조개약국

[적응증]

당뇨병, 고혈압병, 신염, 담낭염, 담석증, 비뇨기결석, 만성 간염, 요도감염 등에 보조치료 목적으로 쓴다. 임신부종에도 쓸 수 있다.

[효능]

신을 보하고 소변을 잘 보게 하며 혈압을 낮춘다.

[재료]

대합조갯살 50~200g, 옥수수 수염 30~60g.

[용법]

옥수수수염을 물에 끓인 다음 찌꺼기를 건져버리고 거기에 대합조갯살을 넣고 국을 끓여 먹는다. 하루 걸러 몇 번 거듭 먹는 것이 좋다.

우렁이약죽

[적응증]

당뇨병, 입안이 마르는 데, 배뇨장애 등에 쓴다.

[효능]

음을 보하고 갈증을 멈추며 소변이 잘 나오게 한다.

[재료]

우렁이 · 흰쌀 각각 적당량.

[용법]

우렁이를 깨끗이 씻어 물에 하룻밤 두었다가 그 물로 깨끗이 씻은 다음 흰쌀을 넣고 죽을 쑨다. 하루 3번에 나누어 먹는다. 여러 날 해먹는 것이 좋다.

🍀 은행율무약차

[적응증]

당뇨병, 만성 설사, 기침, 부종 등에 쓴다. 월경 때 설사하거나 기침이 나는 데도 쓸 수 있다.

[효능]

비를 보하고 습을 없애며 열을 내리고 염증을 없앤다.

[재료]

은행씨(백과) 8~12개, 율무쌀 60g.

[용법]

은행씨와 율무쌀을 물 1 l 에 넣고 물이 절반이 될 때까지 끓인 다음, 식기 전에 먹는다.

🍀 인삼대추약차

[적응증]

당뇨병, 혈압이 낮거나 건망증이 있는 데, 몸이 허약한 데, 입맛이 없고 토하거나 설사하는 데, 가슴이 두근거리고 숨이 차며 잠을 자지 못하는데 쓴다.

[효능]

폐기(肺氣)와 비기(鼻氣)를 보하고 몸을 튼튼하게 한다. 면역기능

과 저항성을 높이는 작용, 진정작용, 혈당량을 낮추는 작용 등이
있다.

[재료]

홍삼(또는 백삼) 40g, 대추 30g, 생강 2g.

[용법]

물 2 *l* 에 홍삼(또는 백삼)을 넣어 2시간 정도 끓이다가 거기에 대
추와 생강을 넣고 다시 30분 정도 더 끓인다. 홍삼(또는 백삼)을 건
져내어 두께가 0.5cm되게 잘라서 다시 넣고 잠시 끓인 후, 차조리
로 받는다. 이 물을 찻잔에 150g씩 붓고 홍삼(또는 백삼) 2조각씩
띄워 자주 마신다.

[참고]

혈압이 높거나 열이 있을 때는 사용하지 않는다.

🌼 토복령돼지뼈약국

[적응증]

당뇨병에 주로 쓴다. 월경 때 붓는 데도 쓸 수 있다.

[효능]

비를 보하고 습을 없애며 음을 보한다.

[재료]

돼지등뼈 500g, 토복령 30~50g.

[용법]

돼지등뼈를 부수어 물 3 *l* 에 넣고 절반이 되도록 끓인다. 뼈와 물
위에 뜬 기름을 없앤 다음 토복령을 깨끗이 씻어 잘게 썰어 넣고
이 물이 다시 500*ml*가 되게 끓인다. 토복령을 건져버리고 하루 2번
에 나누어 뜨겁게 하여 마신다.

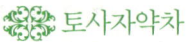 토사자약차

[적응증]

당뇨병, 요붕증, 신경증 등에 쓴다.

[효능]

혈당량을 낮추는 작용, 강심 및 이뇨작용 등이 있다.

[재료]

토사자(법제한 것) 8~10g.

[용법]

토사자를 부스러뜨려 20분 정도 달여 차처럼 자주 마신다.

해삼파약볶음

[적응증]

당뇨병, 중풍후유증, 빈혈, 성기능장애, 유정, 마른기침을 하는 데, 피로한 데 사용한다.

[효능]

신과 폐를 보하고 정기(精氣)를 늘린다.

[재료]

해삼(물에 불린 것) 500g, 파 60g, 유채 1대, 술 5g, 옥수수가루 5g, 닭기름 4g, 돼지기름 20g, 조미료 약간.

[용법]

해삼을 깨끗이 손질하여 끓는 물에 데쳐내고 파는 다듬어 돼지기름에 튀겨낸다. 해삼을 보기 좋게 썰어 냄비에 담고 그 위에 유채를 놓는다. 다른 냄비에 적은 양의 물을 붓고 나머지 양념재료들을 넣고 끓이다가 옥수수가루를 풀어 풀기를 낸 후, 튀겨놓은 파와 닭

기름을 치고 잠시 끓인다. 이것을 해삼이 있는 냄비에 부어 하루 3
번에 나누어 식기 전에 먹는다.

🍀 당근약죽

[적응증]
당뇨병, 고혈압증, 야맹증, 노인이나 어린이들의 입맛이 없으면서
소화가 안 될 때 쓴다.
[효능]
비위를 보하고 소화를 돕는다.
[재료]
당근(생것) 적당량, 흰쌀 200g.
[용법]
홍당무를 잘게 썰어서 흰쌀과 함께 넣고 죽을 쑤어 아침저녁 식사
로 먹는다.

🍀 하늘타리뿌리동아약국

[적응증]
당뇨병으로 입안이 마르고 갈증이 있는 데 쓴다.
[효능]
갈증을 멈추고 열을 내리며 소변을 잘 보게 한다.
[재료]
하늘타리뿌리(신선한 것) 250g, 동아(동과) 250g, 소금 약간.
[용법]
하늘타리뿌리(과루근)와 동아를 따로 깨끗이 씻어 껍질과 씨를 버
린 다음 썰어서 솥에 넣고 물을 부어 끓인다. 충분히 무를 때까지

끓인 후, 소금으로 간을 한다. 하루 3번에 나누어 식간에 먹는다.
담두시를 함께 넣어 끓여도 좋다.

🌸 살구씨보리약죽

[적응증]
당뇨병으로 감슴이 답답하고 소화가 안되는 데, 기침, 천식 등에
쓴다.
[효능]
기를 내리고 소화를 돕는다.
[재료]
살구씨즙(살구씨 20g으로 만든 것) 500g, 우유 100g, 보리쌀가루
450g.
[용법]
살구씨즙, 우유, 보리쌀 가루로 죽을 쑤어 하루 3번에 나누어 먹는
다.

2. 한방요법

팔미지황환(八味地黄丸)

[적응증]

당뇨병, 좌골신경통, 요통, 각기, 방광카타르, 전립선비대, 고혈압 등, 피로, 권태감, 배뇨불량, 소변의 양이 많아지고 야간에 자주 마려운 것, 혈당의 증가로 인한 구갈, 동맥경화, 만성 신염 등.

[효능]

피를 맑게 하고 혈당을 떨어뜨리며, 혈행을 좋게 한다. 소변을 잘 볼 수 있도록 한다.

[처방]

숙지황 5.0~6.0g	산수유 3.0g
산약 3.0g	택사 3.0g
복령 3.0g	목단피 2.5~3.0g
계지 1.0g	가공부자 0.5~1.0g

[용법]

앞의 처방을 하루 분으로 하여, 잘 달여서 식전 또는 식간에 하루 2, 3회로 나누어 복용한다. 또는 본 처방을 분말로 만들어 꿀에 반죽하고 녹두 크기로 만들어 1회에 15~25알을 따뜻한 물과 함께 하루에 2, 3회 복용한다.

✿ 백호가인삼탕(白虎加人蔘湯)

[적응증]

당뇨병의 초기, 더위로 인한 식체, 열성 질환.

특히 당뇨병으로 인하여 물을 마시고 싶어 하는 증상에 응용할 수 있다.

[효능]

몸의 열을 내리고, 몸 안에 수분을 잘 유지하도록 하여 구갈을 멈추게 한다.

[처방]

석고 15.0g	멥쌀 8.0g
지모 5.0g	감초 2.0g
인삼 1.5~3.0g	

[용법]

앞의 처방을 하루 분으로 하여, 잘 달여서 식전 또는 식간에 하루 2, 3회로 나누어 복용한다.

✿ 우차신기환(牛車腎氣丸)

[적응증]

당뇨병, 구갈, 만성 신염, 배뇨장애, 피로, 하반신의 기능장애 등에 쓰인다.

[효능]

피를 맑게 하고 혈당을 떨어뜨리며, 혈행을 좋게 한다. 소변을 잘 볼 수 있도록 한다.

[처방]

지황 5.0g	산약 3.0g
복령 3.0g	계피 1.0g
우슬(牛膝) 3.0g	산수유 3.0g
택사 3.0g	목단피 3.0g
부자 1.0g	차전자(車前子) 3.0g

[용법]

앞의 처방을 하루 분으로 달여 식전 또는 식간에 하루 2, 3회로 나누어 복용한다. 또는 이 처방 생약을 분말로 만들어 꿀로 반죽한 다음 환약으로 만들어 하루에 3회, 1회에 2g씩 식전 또는 식간에 물로 복용한다.

✿ 오령산(五苓散)

[적응증]

당뇨병 및 목이 마르고 물을 마셔도 소변의 양이 감소할 때

[효능]

혈행의 촉진, 이뇨작용, 혈당강하, 콜레스테롤 혈증(血症)의 개선 작용을 한다.

[처방]

택사 6.0g	복령 4.5g
저령 4.5g	계지 3.0g
창출 또는 백출 4.5g	

[용법]

앞의 처방을 하루 분으로 달여 식전 또는 식간에 하루 2, 3회로 나누어 복용한다.

🌸 맥문동음자(麥門冬飮子)

[적응증]

상소를 가슴이 답답하고 번열과 갈증이 나며 찬물을 몹시 당기는
데 쓴다.

경중형 당뇨병에 쓸 수 있다.

[효능]

진액을 불구어주며 상초의 허열을 없애고 갈증을 멈춘다.

맥문동, 인삼, 오미자로 된 생맥산은 진액을 불구어주고 갈증을 멈
추며 지모, 생지황, 하늘타리뿌리는 상초의 허열을 없애고 음혈을
보한다. 칡뿌리, 참대잎은 열을 내리고 갈증도 멈추며 백복신은 마
음을 안정시키고 감초는 약성을 조화한다.

지모, 하늘타리뿌리, 인삼, 칡뿌리, 생지황은 혈당을 낮추는 작용
이 있고 생맥산은 강심작용과 심근의 영양을 좋게 하는 작용이 있
다.

[처방]

맥문동 7.5g	오미자 3.8g
생지황 3.8g	지모 3.8g
칡뿌리 3.8g	감초 3.8g
하늘타리뿌리 3.8g	백복신 3.8g
인삼 3.8g	참대잎 0.9g

[용법]

하루에 2번 위의 약을 물에 달여 식간에 먹는다.

✿ 인삼석고탕(人蔘石膏湯)

[적응증]

폐, 위의 열로 진액이 말라 목이 마르고 찬물을 많이 마시며 배가 몹시 고프고 뒤가 굳은 데 쓴다.

중등도 중증형의 당뇨병 또는 열성 질병으로 갈증이 심할 때에 쓸 수 있다.

[효능]

[작용] 폐, 위의 열을 없애고 원기를 보한다.

석고, 지모는 폐, 위의 열을 없애고 갈증을 낫게 한다. 인삼, 감초는 비위를 든든히 하고 원기를 보한다.

지모는 혈당을 낮추는 작용이 있는 데 석고와 배합될 때 그 작용이 더 세진다.

[처방]

석고 15g   지모 8.6g

인삼 6.4g   감초 4.9g

[용법]

하루에 2번 위의 약을 물에 달여 식후에 먹는다.

✿ 생진양혈탕(生津養血湯)

[적응증]

상초에 열이 있어서 입 안이 마르고 가슴이 답답하며 찬물이 당기면서 피부가 말라 거칠어지는 데 쓴다.

[효능]

음혈을 보하고 허열을 없애며 갈증을 없앤다.

다위, 집함박꽃뿌리, 궁궁이, 생지황은 음혈을 보하며 맥문동, 황련, 연육은 심화를 내리고 하늘타리뿌리, 오매는 갈증을 낫게 한다. 지모, 황백은 허열을 내리고 음을 보하며 박하는 풍열을 없애고 열을 내린다.

[처방]

당귀 3.8g	집함박꽃뿌리 3.8g
생지황 3.8g	궁궁이 3.0g
황련 3.0g	하늘타뿌리 2.6g
지모 1.9g	황백 1.9g
연육 1.9g	오매 1.9g
박하 1.9g	감초 1.9g

※ 지모, 황백 - 꿀을 발라 볶은 것.

[용법]

하루에 2번 위의 약을 물에 달여서 식후에 먹는다.

청심연자음(淸心蓮子飮)

[적응증]

소갈이 있으면서 멎지 않을 때에 쓴다. 그 밖에 심화로 입 안이 마르고 속이 답답하여 오줌이 잘 나가지 않는 데 , 가슴이 답답하고 열이 나면서 자궁출혈 또는 이슬이 있는 데 쓴다.

현대 의학적으로는 당뇨병, 콩팥결핵, 만성 방광염, 만성 신우염, 이슬 등에 쓰임 입안염, 성기장애 등에 쓸 수 있다.

※ 소갈이 있으면서 입맛이 당길 때에는 인삼백호탕을 쓴다.

[효능]

상초의 허열을 없애고 음을 보하여 갈증을 낫게 한다.

연꽃열매는 심화를 내리고 심혈을 보하며 속썩은풀은 폐열을 내린다. 인삼은 황기, 감초와 함께 원기와 폐, 위의 기를 보하고 지골피, 맥문동과 함께 비위를 든든히 하고 갈증을 멈춘다. 길짱구씨, 벌건솔풍령은 오줌을 잘 나가게 한다.

[처방]

연꽃열매 7.5g   벌건솔풍령 3.8g

인삼 3.8g   황기 3.8g

속썩은풀 2.6g   길짱구씨 2.6g

맥문동 2.6g   지골피 2.6g

감초 2.6g

※ 길짱구씨 - 닦은 것.

[용법]

하루에 2번 위의 약을 물에 달여 식후에 먹는다.

황금탕 (黃芩湯)

[적응증]

폐혈로 목이 마르고 찬물을 많이 마시며 가슴이 답답하고 혀가 붉고 갈라지는 데 쓴다.

[효능]

폐열을 내리고 음혈을 보하며 갈증을 낮게 한다.

속썩은풀, 치자는 폐열, 생지황은 심열을 내리고 가슴 답답한 것을 낮게 하며 당귀, 집함박꽃뿌리는 음혈을 보한다. 원기를 보하는 인삼은 하늘타리뿌리, 칡뿌리, 맥문동, 오매와 함께 갈증을 없애고 도라지는 폐기를 잘 돌게 한다.

[처방]

속썩은풀 3.8g	치자 3.8g
도라지 3.8g	맥문동 3.8g
당귀 3.8g	생지황 3.8g
하늘타리뿌리 3.8g	칡뿌리 3.8g
인삼 3.8g	집함박꽃뿌리 3.8g
오매 1개	

[용법]

하루에 2번 위의 약을 물에 달여 식후에 먹는다.

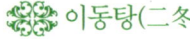 이동탕(二冬湯)

[적응증]

폐음부족으로 입 안이 마르고 땀이 나지 않으며 가슴이 답답하고
찬물이 당기는 데 쓴다.

[효능]

폐음을 보하고 허열을 내려 갈증을 낮게 한다.

맥문동, 천문동, 하늘타리뿌리는 폐음을 보하며 속썩은풀, 지모,
연잎은 폐열을 내리고 갈증을 낮게 한다. 인삼, 감초는 비위를 보
하며 약성을 조화한다.

[처방]

맥문동 11.6g	천문동 7.5g
하늘타리뿌리 3.8g	속썩은풀 3.8g
지모 3.8g	연잎 3.8g
인삼 1.9g	감초 1.9g

[용법]

하루에 2번 위의 약을 물에 달여 식후에 먹는다.

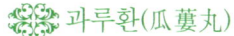 **과루환(瓜蔞丸)**

[적응증]

소갈로 가슴이 답답하고 오줌이 잘 나지 않는 데 쓴다.

[효능]

음을 보하고 상초와 중초의 열을 없앤다.

하늘타리뿌리, 맥문동은 갈증을 낮게 하며 지모는 음을 보하고 열을 내린다. 속썩은풀, 너삼, 토과근은 상초, 중초의 열을 없앤다. 인삼은 원기를 보하며 벌건솔풍령은 오줌을 잘 나게 한다. 인삼, 하늘타리뿌리, 지모는 혈당을 낮추는 작용도 있다.

[처방]

하늘타리뿌리 75g	맥문동 75g
지모 37.5g	벌건솔풍령 37.5g
인삼 11.3g	속썩은풀 18.3g
너삼 18.8g	토과근 18.8g

※ 맥문동 - 속을 빼고 불에 말린 것.

[용법]

위의 약을 가루 내어 졸인 꿀에 반죽해서 0.3g 되게 알약을 만든다.

하루 3번 한번에 30알씩 끼니 뒤에 미음으로 먹는다.

난향음자(蘭香飮子)

[적응증]

찬물이 당기고 배가고파 많이 먹으며 차츰 몸이 여위고 땀이 나며 뒤가 굳고 오줌이 자주 나가는 데 쓴다.

당뇨병으로 위와 같은 증세가 있는 데 쓴다.

[효능]

상초, 중초의 열을 없애고 진액을 불구며 배고픈 감과 목마른 감을 낮게 한다.

석고, 지모, 승마는 위열을 내리고 배고픔과 갈증을 없애며 연교는 심열을 내리고 방풍과 땀을 멈춘다. 인삼, 닦은 감초는 원기를 보하며 난향잎과 함께 진액을 불군다. 끼무릇, 백두구는 비위를 든든히 하고 도라지는 폐기를 잘 돌게 한다. 지모는 혈당을 낮추는 작용이 있는데 석고와 배합되면 그 작용이 더 세 진다.

[처방]

석고 11.3g	지모 5.6g
생감초 3.8g	방풍 3.8g
감초 1.9g	인삼 1.9g
난향잎 1.9g	연교 1.9g
백두구 1.9g	도라지 1.9g
승마 1.9g	끼무릇 0.8g

※ 감초 - 닦은 것.

[용법]

위의 약을 가루내어 쌀풀로 반죽한 다음 햇빛에 잘 말려서 가루낸다. 한번에 8g씩 하루 2~3번 생강을 연하게 달인 물에 타서 식후에 먹는다.

🍀 인삼산 (人蔘散)

[적응증]

위열로 목이 마르고 찬물이 당기며 온몸이 나른하고 많이 먹으나 몸이 여위며 뒤가 굳고 오줌을 자주 누는데 쓴다.

[효능]

위열을 없애고 배고품, 갈증을 낫게 한다.

곱돌, 한수석, 석고는 위열을 없애고 배고품과 갈증을 멈추며 인삼, 감초는 원기를 보해준다.

[처방]

곱돌 75g	한수석 37.5g
감초 37.5g	석고 18.8g
인삼 9.4g	

[용법]

위의 약을 가루 내어 한번에 8g씩 하루 3번 더운물에 타서 끼니 뒤에 먹는다.

우즙고(藕汁膏)

[적응증]

심, 위의 열로 목 안이 마르고 언제나 배가 고프며 맥이 없고 몸이 여위며 오줌이 자주 나가는 데 쓴다.

[효능]

심, 위의 열을 없애고 배고품과 갈증을 낫게 한다.

연뿌리즙, 생지황, 황련은 심, 위의 열을 없애고 배고품과 갈증을 낫게 하며 하늘타리뿌리, 소젖은 갈증을 멈춘다. 생강, 꿀은 비위를 보한다.

[처방]

연뿌리즙 93.8g	생지황즙 93.8g
소젖 93.8g	황련 75g

하늘타리뿌리 75g   생강즙 75g

꿀 75g

[용법]

황련과 하늘타리뿌리를 가루내어 나머지 약들과 함께 섞어 고제를 만든다.

한번에 1~ 2숟가락씩 하루 3~4번 갈증이 날 때마다 먹는다.

🍀 가감백호탕(加減白虎湯)

[적응증]

중소증으로 갈증, 배고픔, 변비 등의 증세가 심하고 피부가 마르며 온몸이 나른한 데 쓴다.

중등도형 및 중증형 당뇨로서 위와 같은 증세가 있을 때에 쓴다.

[효능]

중초와 하초의 열을 없애고 음을 보하며 배고픔과 갈증을 낮게 한다.

석고, 지모, 인삼, 흰쌀, 감초로 된 인삼백호탕은 중초의 열을 없애고 배고픔과 갈증을 낮게 한다. 황백, 현삼은 하초의 습열을 없애고 오미자와 함께 신음도 보한다.

※ 인삼백호탕은 혈당을 낮추는 작용을 한다. 개별 약들을 가지고 한 실험에서는 인삼, 지모에서만 혈당을 낮추는 작용이 증명되고 석고에서는 증명되지 않았다. 그러나 인삼백호탕에서 석고를 빼고 실험한 데서는 혈당을 낮추는 작용이 석고를 넣고 했을 때보다 약하게 나타났다.

[처방]

석고 9.4g   지모 3.8g

인삼 2.6g   황백 2.6g

현삼 1.9g   감초 1.9g

오미자 3.8g   흰쌀 3.0g

[용법]

하루에 2번 위의 약을 물에 달여 식후에 먹는다.

생지팔물탕(生地八物湯)

[적응증]

중초에 열이 있어서 목이 마르고 배가 고프며 뒤가 굳고 피부가 마르는 것과 같은 증세가 있으며 온몸이 여위고 나른한 데 쓴다.

경증 및 중등도형 당뇨병으로서 위와 같은 증세가 있는 데 쓴다.

[효능]

음을 보하고 열을 내리며 배고픔과 갈증을 낮게 한다.

생지황, 맥문동 모란껍질, 지모, 황백은 음을 보하고 허열을 내리며 연잎과 함께 갈증을 없앤다. 속썩은풀, 황련은 상초와 중초의 열을 없애며 배고픈 감을 느끼지 않게 한다. 마는 비위와 폐를 보한다. 생지황, 지모, 황백은 혈당을 낮추는 작용도 있다.

[처방]

생지황 11.3g   맥문동 11.3g

마 5.6g   지모 5.6g

모란껍질 5.6g   속썩은풀 3.8g

황백 3.8g   황련 3.8g

연잎 7.5g

[용법]

하루에 2번 위의 약을 물에 달여 식후에 먹는다.

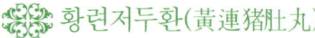 황련저두환(黃連猪肚丸)

[적응증]

목이 마르고 물을 많이 마시며 많이 먹으나 점차 몸이 여위고 오줌이 많이 나가는 데 쓴다.

[효능]

상초, 중초의 열을 내리고 배고픔과 갈증을 잦게 한다. 황련은 위열을 내리고 맥문동은 심, 폐의 열을 내려 목마른 증세를 낮게 한다. 지모, 하늘타리뿌리는 열을 내리고 갈증을 없앤다.

[처방]

돼지위 한 개   황련 187.5g
맥문동 150g   지모 150g
하늘타리뿌리 150g

[용법]

위의 4가지 약을 가루 내어 돼지위 속에 넣고 졸라매어 시루에 찐 다음 잘 짓찧는다. 여기에 졸인 꿀을 넣고 반죽해서 3g이 되게 알약을 만든다.
한번에 5알씩 하루 3번 미음으로 식후에 먹는다.

보신지황원(補腎地黃元)

[적응증]

소갈로 오줌을 많이 누고 목이 마르며 가슴이 답답하고 몸이 여위는 데, 귀와 눈이 어두운 데 쓴다.

[효능]

심화를 내리고 신수를 보하며 소갈을 낮게 한다.

황백은 허열을 내리고 찐지황과 함께 신음을 보하며 생지황, 속석은풀, 천문동, 맥문동은 심화를 없애고 음을 보하며 흰솔풍령과 함께 갈증을 멈춘다. 인삼, 당귀는 기혈을 보해준다. 단국화는 간열을 내리고 지각은 위기를 고르게 한다.

[처방]

황백 600g	생지황 300g
흰솔풍령 150g	찐지황 75g
천문동 75g	인삼 75g
단국화 75g	속썩은풀 75g
당귀 37.5g	지각 37.5g
맥문동 37.5g	

※ 황백 - 술에 불린 생지황을 쪄서 짓찧은 것과 함께 버무려 햇빛에 말린 것.

※ 속썩은풀 - 절반은 술에 축여 볶은 것.

[용법]

위의 약을 가루 내어 물로 반죽해서 0.5g 되게 알약을 만든다. 한번에 14~16알씩 하루 3번 소금물이나 술로 빈속에 먹는다.

가감신기환(加減腎氣丸)

[적응증]

하소증으로 입 안이 마르고 물을 많이 마시며 오줌을 많이 누고 가슴이 답답하며 몸이 여윈 데 쓴다. 중증형 당뇨병에 쓸 수 있다.

[효능]

신음, 신양을 보하고 소갈증을 낮게 한다.

찐지황, 모란껍질, 마, 흰솔풍령, 산수유, 택사 등 육미환 약재는 신

음을 보하며 녹용, 육계는 신양을 보하고 소갈을 낮게 한다. 오미
자는 진액을 불구고 갈증을 멈춘다. 찐 지황은 보혈작용을 하는 외
에 혈당을 늦추는 작용을 한다.

[처방]

찐지황 75g	모란껍질 37.5g
흰솔풍령 37.5g	산수유 37.5g
택사 37.5g	녹용 37.5g
마 37.5g	오미자 37.5g
육계 18.8g	침향 18.8g

[용법]

위의 약을 가루 내어 졸인 꿀에 반죽해서 3g 되게 알약을 만든다.
한번에 7 ~ 8알씩 하루 2 ~ 3번 끓인 소금물로 빈속에 먹는다.

🌸 인삼복령산(人蔘茯苓散)

[적응증]

하소증으로 흐리고 탁한 오줌을 누고 몸이 여위며 번열이 나는 데
쓴다.

중증형 당뇨병, 오줌소태형(요붕증) 등에 쓸 수 있다.

[효능]

중초, 하초의 열을 없애고 소갈증을 낮게 한다.

곱돌, 한수석은 열을 내리고 갈증을 없애며 속썩은풀, 대황, 연교,
박하, 치자는 열을 없애고 독을 풀며 칡뿌리, 하늘타리뿌리는 목마
른 것을 낫게 한다. 사군자탕 인재인 인삼, 흰삽주, 흰솔풍령, 감초
는 원기를 보하며 사인과 함께 비위를 든든하게 한다. 도라지는 폐
기를 잘 돌게 하고 택사는 하초의 열을 내리고 오줌을 맑게 한다.

[처방]

곱돌 5.6g	한수석 5.6g
감초 2.6g	흰솔풍령 1.9g
칡뿌리 1.9g	박하 1.9g
속썩은풀 1.9g	대황 1.9g
연교 1.1g	인삼 0.8g
흰삽주 0.8g	택사 0.8g
도라지 0.8g	치자 0.8g
하늘타리뿌리 0.8g	사인 0.8g

[용법]

하루에 2번 위의 약을 물에 달여 식후에 먹는다.

육미환(六味丸)

[적응증]

일반적으로 신허증일 때 먹는다. 신수가 모자라서 허화가 위로 떠올라 몸이 여위고 허리와 무릎에 힘이 없으며 시큰시큰 아프고 어지러우며 눈앞이 아찔해지곤 하는 데, 귀에서 소리가 나며 잘 들리지 않는데, 유정, 몽설이 있고 식은땀이 나며 오줌이 자주 마렵거나 방울방울 떨어지면서 잘 나가지 않는 데, 미열이 있으면서 기침을 하는 데 좋다. 허약한 사람, 앓고 난 뒤, 그리고 중년기 이후에 보약으로 쓴다. 신경쇠약 특히 성신경쇠약, 빈혈, 만성 콩팥염, 당뇨병, 고혈압, 폐결핵에도 쓸 수 있다.

[효능]

신음을 보하며 오줌을 잘 나가게 하고 강장보혈한다.

찐지황은 신음과 신정 그리고 음혈을 보하고 마는 비위와 신을 보

하며 먹은 것을 잘 삭힌다. 산수유는 간, 신을 덥히며 보하고 흰솔
풍령, 택사는 비를 도와 수습을 잘 **빠**져나가게 한다. 모란뿌리껍질
은 음허로 생긴 허화를 없앤다.

※ 실험적 고혈압을 일으킨 흰생쥐에게 몸무게로 환산하여 어른
용량의 10배에 해당되는 양의 육미환을 위 안에 넣어주고 그 핏줄
에 J표식물을 주사한 다음 핏속에서 비방사능이 없어지는 속도를
재는 방법으로 한 실험에서 콩팥기능에 대한 효과적인 작용이 증
명되었다. 실험동물은 육미환을 먹이기 시작한 첫 주부터 혈압이
내렸고 장애되었던 콩팥기능이 좋아졌으며 사망율이 낮아졌다. 양
측성 콩팥성 고혈압을 일으킨 흰쥐에게서도 효과가 있었다. 이것
은 바로 이 약이 건강한 쪽 콩팥의 대상기능을 좋게 하는 데만 의
의가 있는 것이 아니라 순환 장애를 일으킨 콩팥의 배설기능을 **빠**
르게 하는 면에서도 상당한 효력이 있음을 보여준다. 이 밖에 성기
능을 높이는 작용과 혈당량을 낮추는 작용이 증명되었다.

[처방]

찐지황 300g	마 150g
산수유 150g	흰솔풍령 112.5g
모란껍질 112.5g	택사 112.5g

[용법]

위의 약을 가루 내어 졸인 꿀에 반죽해서 0.3g 되게 알약을 만든다.
한번에 30~40알씩 하루 3번 따뜻한 물, 따뜻한 술 또는 소금을 넣
고 끓인 물로 빈속에 먹는다.

[가감방]

① 팔미환 : 법제한 부자, 육계 각각 37.5g을 더 넣은 것이다. 신양
허증, 비허증에 쓴다.

② 기국지황환 : 구기자 150g, 국화 112.5g을 더 넣은 것이다. 눈이 잘 안보이며 깔깔하고 아픈 데 쓴다. 머리가 어지럽고 잠이 안 오며 허리와 다리에 힘이 없는 데도 쓴다.

③ 지백지황환 : 황백, 지모 각각 37.5g씩 더 넣은 것이다. 오후에 미열이 있으면서 뼈마디가 아픈 데 쓴다.

④ 신기환 : 오미자 150g을 더 넣은 것이다. 음허로 기침하며 숨이 가쁘고 미열이 나는 데, 유정, 몽설, 그리고 어린이의 숫구멍이 제때에 닫히지 않는 때에 쓴다.

⑤ 장수환 : 오미자, 맥문동 각각 150g씩 더 넣은 것이다. 음이 허하여 화가 동해 미열이 있고 기침하며 가래에 피가 섞여 나오는 데와 유정, 몽설, 식은땀이 나는 데 쓴다.

⑥ 당귀지황환 1 : 당귀 112.5g을 더 넣은 것이다. 어린이의 숫구멍이 제때에 닫히지 않는 때에 쓴다.

⑦ 인삼지황환 : 인삼 37.5g을 더 넣은 것이다. 적응증은 위와 같다.

⑧ 우거신기환 : 쇠무릎 150g, 길짱구씨 112.5g을 더 넣은 것이다. 신음허증인 데다가 몸이 부었을 때 쓴다.

[가감법]

① 음부족과 혈부족 증세를 겸할 때에는 찐지황을 곱으로 넣어 쓴다.

② 오줌이 적게 나가거나 오줌색이 변하는 것과 같은 증세가 있을 때에는 택사와 흰솔풍령을 곱으로 넣어 쓴다.

③ 유정이 있을 때에는 산수유를 곱으로 넣어 쓴다.

④ 피오줌이 있을 때에는 모란껍질을 곱으로 넣어 쓴다.

⑤ 소화장애증세가 있을 때에는 마를 곱으로 넣어 쓴다.

⑥ 음허증으로서 몸이 붓는 증세가 겸했을 때에는 찐지황의 양을

줄이고 쇠무릎 150g, 길짱구씨 112.5g, 육계, 부자 각각 37.5g을 더 넣어 쓴다.

⑦ 황달을 겸했을 때에는 더위지기 112.5g을 더 넣어 쓴다.

⑧ 미열이 있으며 입 안과 혀가 마르며 맥이 허할 때에는 인삼, 맥문동 각각 150g, 귤껍질 112.5g을 더 넣어 쓴다.

🌸 자음양영탕(滋陰養榮湯)

[적응증]

소갈증에 입과 목이 몹시 마르고 찬물을 많이 마시는 데와 소갈증에 두루 쓴다.

[효능]

음혈과 진액을 불구어 갈증을 없앤다.

당귀, 생지황, 집함박꽃뿌리는 음혈을 보하고 인삼과 맥문동, 오미자는 갈증을 멈춘다. 지모, 황백은 허열을 내리고 신음을 보하며 감초는 약성을 조화한다.

[처방]

당귀 7.5g	인삼 5.6g
생지황 5.6g	맥문동 3.8g
집함박꽃뿌리 3.8g	지모 3.8g
황백 3.8g	감초 1.9g
오미자 1.9g	

※ 지모, 황백 - 꿀물에 축여 볶은 것.

[용법]

하루에 2번 위의 약을 물에 달여 식간에 먹는다.

🌸 활혈윤조생진음(活血潤燥生津飮)

[적응증]

소갈, 경증형 당뇨병에 쓸 수 있다.

[효능]

음혈을 보하고 진액을 불구어 소갈증을 낫게 한다.

천문동, 맥문동, 하늘타리뿌리, 오미자는 목마른 감을 낫게 하며 당귀, 찐지황, 생지황은 음혈을 보한다. 하늘타리씨, 삼씨는 뒤를 무르게 하고 감초는 약성을 조화한다.

[처방]

천문동 3.8g	맥문동 3.8g
오미자 3.8g	하늘타리씨 3.8g
당귀 3.8g	삼씨 3.8g
찐지황 3.8g	생지황 3.8g
하늘타리뿌리 3.8g	감초 3.8g

[용법]

하루에 2번 위의 약을 물에 달여 식후에 먹는다.

🌸 황기탕 (黃芪湯)

[적응증]

소갈에 쓴다.　중등도형 및 중증형 당뇨병에 쓸 수 있다.

[효능]

음과 원기를 보한다. 생건지황은 음을 보하고 하늘타리뿌리, 맥문동, 오미자는 갈증과 허열을 없앤다. 황기, 감초는 원기를 보하고 백복신은 정신을 안정시킨다.

※ 생건지황, 하늘타리뿌리는 혈당을 낮추는 작용이 있다.

[처방]

생건지황 7.5g	황기 3.8g
백복신 3.8g	하늘타리뿌리 3.8g
맥문동 3.8g	오미자 1.9g
감초 1.9g	

[용법]

하루에 2번 위의 약을 물에 달여 식후에 먹는다.

황련지황탕(黃連地黃湯)

[적응증]

소갈에 쓴다. 중등도형 및 중중형 당뇨병에 쓸 수 있다.

[효능]

열을 내리고 음혈을 보하며 갈증을 없앤다.

황련, 참대잎은 심, 폐의 열을 내리고 생지황, 당귀는 음혈을 보하며 하늘타리뿌리, 오미자, 칡뿌리, 맥문동은 진액을 불구고 갈증을 멈춘다. 인삼, 감초는 원기를 보하고 진액을 불구어주며 흰솔풍령과 함께 갈증을 멈추며 생강, 대추는 비위를 조리한다. 생지황, 하늘타리뿌리, 황련, 인삼, 칡뿌리는 혈당을 낮추는 작용도 한다.

[처방]

황련 3.8g	생지황 3.8g
하늘타리뿌리 3.8g	오미자 3.8g
당귀 3.8g	인삼 3.8g
칡뿌리 3.8g	흰솔풍령 3.8g
맥문동 3.8g	감초 3.8g

생강 2쪽　　　　　대추 한 개

참대잎 2.6g

[용법]

하루에 2번 위의 약을 물에 달여 식후에 먹는다.

🌸 가감백출산(加減白朮散)

[적응증]

위열로 비위가 허약하여 입맛이 없고 갈증이 나며 몸이 몹시 여위는 데 쓴다.

[효능]

열을 내리고 갈증을 없애며 원기를 보한다.

칡뿌리는 위열을 내리고 오미자와 배합되어 갈증을 멈추게 한다. 인삼, 흰삽주, 흰솔풍령, 감초로 된 사군자탕 약재는 원기와 비위를 보하며 목향과 함께 먹은 것을 잘 삭게 한다. 황백, 지모는 허열을 없애고 신음을 보한다.

[처방]

칡뿌리 7.5g	인삼 3.8g
흰삽주 3.8g	흰솔풍령 3.8g
목향 1.9g	지모 1.9g
황백 1.9g	감초 1.9g
오미자 1.9g	

[용법]

하루에 2번 위의 약을 물에 달여 식후에 먹는다.

🌿 문동음자(門冬飮子)

[적응증]

늙은이나 몸이 약한 사람의 소갈증에 쓴다.

경중형 당뇨병, 늙은이 당뇨병, 오줌소태병에 쓸 수 있다.

[효능]

심, 폐의 열을 내리고 갈증을 멎게 한다.

맥문동, 지골피는 심, 폐의 열을 내리고 오미자와 함께 진액을 불구며 갈증을 멎게 한다. 이남, 흰솔풍령은 원기를 보하고 소갈증을 낮게 한다. 감초, 생강은 비위를 조화한다.

[처방]

맥문동 7.5g	오미자 3.8g
인삼 3.8g	지골피 3.8g
흰솔풍령 3.8g	감초 3.8g
생강 3쪽	

[용법]

하루에 2번 위의 약을 물에 달여 식후에 먹는다.

🌿 용봉원(龍鳳元)

[적응증]

신, 비가 허하여 몸이 몹시 여위고 가슴이 답답하며 갈증으로 물을 많이 마시는 데 쓴다. 오줌소태병, 중증형 당뇨병 등에 쓸 수 있다.

[효능]

신과 비를 보하며 갈증을 멈춘다.

새삼씨, 녹용은 신을 보하고 마는 비위를 든든하게 하며 갈증을 낮게 한다.

[처방]

마 75g   새쌈씨 75g

녹용 37.5g

※ 녹용 - 술에 담갔다가 구운 것.

[용법]

위의 약을 가루 내어 졸인 꿀에 반죽해서 0.3g 되게 알약을 만든다.
한번에 30~50알씩 하루 3번 미음으로 끼니 뒤에 먹는다.

현토단(玄菟丹)

[적응증]

소갈증으로 몸이 여위고 물을 많이 마시며 오줌을 많이 누고 피부
가 마르며 유정이 있는 데 쓴다. 당뇨병 일반에 쓸 수 있다.

[효능]

신정을 보하고 비위를 든든하게 하며 갈증을 멈춘다.
새삼씨, 오미자는 신정을 보하고 흰솔풍령, 연육, 마는 비위를 든
든하게 하며 갈증을 낮게 한다.

[처방]

새삼씨 375g   오미자 262.5g

흰솔풍령 112.5g   연육 112.5g

마 112.5g

※ 새삼씨 - 술에 담가 법제한 것.

[용법]

먼저 마를 가루 내어 새삼씨 담갔던 술에 넣고 풀을 쑨다. 다음 나
머지 약을 가루내서 섞고 반죽하여 1.5g이 되게 알약을 만든다.

3. 당뇨병에 도움을 주는 단방

① 칡뿌리 : 잘게 썬 것 20~40g을 물에 달여 하루 3번에 갈라 끼니 뒤에 먹는다. 생것으로 즙을 내어 먹으면 더욱 좋다. 소갈로 찬물이 당기고 가슴이 답답한 데 쓴다.

※ 칡뿌리는 혈당을 낮추는 작용을 한다.

② 하늘타리뿌리 : 잘게 썬 것 20~40g을 물에 달여 하루 3번에 나누어 식후에 먹는다.

③ 뽕나무가지 : 잘게 썬 것 40~60g을 물에 달여 하루 4~6번에 나누어 목이 심하게 마를 때마다 마신다.

④ 개구리밥, 하늘타리뿌리 : 마른 개구리밥과 하늘타리뿌리를 같은 양으로 가루 내어 고루 섞어서 우유를 부어 1.5g 되게 알약을 만든다. 한번에 20알씩 하루 3번 빈속에 먹는다. 부평원이라고도 하며 소갈로 번열감이 심하고 찬물이 당기는 데 쓴다.

⑤ 참대잎 : 20~40g을 물에 달여 하루 3번에 나누어 식후에 먹는다. 가슴이 답답하고 찬물이 당기는 상소에 쓴다.

⑥ 맥문동 : 20~40g을 물에 달여 하루 3번에 나누어 식후에 먹는다. 소갈로 물이 당기고 가슴이 답답하며 피부가 마르는 데 쓴다.

⑦ 찹쌀, 뽕나무껍질 : 닦은 찹쌀과 뽕나무껍질 각각 20g을 함께 물에 달여 아무 때나 먹는다. 매화탕이라고도 하며 상소로 목이 마르고 가슴이 답답한 데 쓴다.

⑧ 칡뿌리, 인삼 : 2:1로 가루 내어 잘 섞어서 한번에 12g씩 하루 2~3번 물에 달여 끼니 뒤에 먹는다. 소갈로 심하게 목이 마르고 온몸이 나른한 데 쓴다.
　※ 칡뿌리, 인삼은 혈당을 낮추는 작용이 있다.

⑨ 지골피, 석고, 밀을 4 : 2 : 3의 비율로 가루 내어 잘 섞어 한번에 12g씩 하루 2~3번 물에 달여 끼니 사이에 먹는다. 구기탕이라고도 하며 소갈에 쓴다.

⑩ 굴조개 : 생으로 식초와 양념감을 넣고 회를 쳐서 100~200g씩 먹는다. 소갈로 목이 마르고 배가 고프며 온몸이 나른한 데 쓴다.

⑪ 연뿌리 : 생련뿌리를 짓찧어 즙을 내서 한번에 100ml씩 하루 2~3번 꿀을 조금 타서 먹는다. 소갈로 목이 마르고 심하게 배가 고픈 데 쓴다.

⑫ 갈뿌리, 지모 : 생갈뿌리 120g, 지모 20g을 물에 달여 하루 2~3

번에 나누어 식후에 먹는다. 소갈로 심하게 목이 마르거나 배고프고 번열이 나는 데 쓴다.

　※ 지모는 혈당을 낮추는 작용이 있다.

　⑬ 생지황 : 짓찧어 즙을 내서 한번에 20~40g씩 하루 3번 끼니 뒤에 먹는다. 잘게 썬 것 60~100g을 물에 달여 하루 2~3번에 나누어 끼니 뒤에 먹어도 좋다. 소갈로 몸이 여위고 오줌을 많이 누고 몹시 나른한 데 쓴다.

　※ 생지황은 혈당을 낮추는 작용이 있다.

　⑭ 지골피 : 잘게 썬 것 15~20g씩 물에 달여 하루 2~3번에 나누어 식후에 먹는다.

　※ 소갈로 찬물이 당기고 속이 답답한 데 쓴다.

　⑮ 인삼, 하늘타리뿌리 : 각각 같은 양으로 가루 내어 졸인꿀로 반죽해서 0.3g 되게 알약을 만들어 한번에 30알씩 하루 2~3번 맥문동 달인 물로 끼니 뒤에 먹는다. 옥호환이라고도 하며 소갈로 찬물이 당기며 온몸이 나른한 데 쓴다.

제 7 장

당뇨병 심리요법

1. 진단을 받아들이는 자세

"당뇨병이라는 진단이 내려졌을 때 당신은 어떤 느낌이 들까요?"

당뇨병이라는 질병에 대해서 아무 지식도 갖지 않은 환자에게 이런 질문을 한다면 별로 실감이 나지 않을 것이다. 사실 건강한 사람 가운데 당뇨병에 대해서 예비지식이 있는 사람은 별로 많지가 않다. 그러나 부모나 친척 가운데 당뇨병을 앓고 있는 사람이 있으면 달라질 것이다. 자기도 모르는 사이에 당뇨병을 대하는 셈이기 때문에 합병증인 망막증, 당뇨병을 기초질환으로 한 심근경색, 뇌경색 등에 대해서도 어느 정도의 지식쯤은 가지고 있을 것이다. 따라서 당뇨병이라는 진단이 내려졌을 때의 당신의 반응도 달라질 것이다.

또 신문이나 방송 등의 보도를 통해, "당뇨병은 성가신 병이다. 우리나라에도 당뇨병 환자가 늘고 있다."라는 정보를 접한다면 그러한 정보를 통해서 과음이나 과식이 당뇨병을 발병시키는 원인일까 하고 추측해 볼 것이다. 게다가, "당뇨병 따위엔 절대로 걸리고 싶지 않아. 좋아하는 음식도 마음대로 먹지 못하고 칼로리만 계산하면서 평생 참아야 한다니 정말 무서운 병이야. 그런 사람은 무슨 재미로 살겠니……."하고 수다를 떠는 친구가 있다면 어떨까? 이런 경우엔 당뇨병에 대한 지식이 약간 있는 편이라 당뇨병이라는 진단을 받으면 맥이 탁 풀릴 것이다.

당뇨병에 대해서 깊은 지식은 없다고 하더라도 진단이 내려진 후 당뇨병과 싸우는 사이에 두려움을 느끼게 된 환자도 있을 것이다. 이를테면 망막증이 중증으로 진행되어 시력을 잃어버린 환자라면 새삼 두려움을 느끼고, 더 깊은 지식을 얻기 위해 노력 할지도 모른다. 그러한 환자는 당뇨병에 대해서 또 다른 감상을 지니게 될 것이다.

당뇨병은 조용한 질병인 만큼 진단이 내려졌을 때 그것을 받아들이는 방법 또한 사람에 따라서 다양하다. 여기에서 중요한 것은 당뇨병에 대해서 진지하게 생각하고 지식을 배워 나가려는 의식을 가지고 이제까지의 생활습관을 뒤돌아보아 왜 당뇨병에 걸리게 되었나를 분석해서 적극적으로 대처해 나가려는 자세이다.

당뇨병이라고 진단이 내려졌을 때 사람들은 여러 가지 방법으로 받아들이는데 크게 나누어 네 가지의 자세로 분류할 수가 있다.

① 의욕적으로 지식을 넓혀 대처하는 자세
당뇨병에 대한 의학상식을 열심히 배우려고 하는 의욕도 있고, 자기의 당뇨병에 대해서도 깊이 있게 받아들이려고 하는 자세이다. 이를테면 혈당치가 높아지는 이유, 합병증의 종류, 치료법 등을 알려고 한다. 또, 지나치게 과음을 하고 있다는 사실이나 단 것을 많이 섭취하고 있다는 것 등 구체적으로 분석, 판단해서 대처해 나가려는 적극적인 자세이다.

② 지식을 얻으려고 하지 않지만 의욕이 있는 자세
당뇨병에 대한 일반적인 지식을 별로 알려고 하지 않지만 자신의 당뇨병에 대한 문제점을 받아들여 시정해 나가려는 의욕이 있다.

③ 지식은 충분히 있으면서 실행하지 못하는 자세
당뇨병을 치료하기에 가장 어려운 형태이다. 당뇨병에 관한 지식은 풍부하지만 그것을 자신의 일로서 받아들이지 못하고 실행하지도 못한다. 해서는 안 된다는 것을 알고는 있지만 그것을 끊을 수가 없는 형태이다.

④ 어느 쪽에 대해서도 무관심한 형태
무관심 하지만 어떤 계기에 의해서 ①이나 ②로 전환될 가능성이 있다.

2. 치료를 위한 자각과 노력

보통 사람들은 당뇨병이라는 진단을 받게 되면 당황하여 의사에게 어떻게 해야 되는지를 물어보게 된다. 또한 여러 책이나 인터넷 등을 이용하여 당뇨병에 관한 정보를 얻으려고 한다. 하지만 이러한 시도 이전에 해야 할 중요한 것이 있다. 그것은 스스로 자신의 생활을 먼저 돌아보고 왜 당뇨병에 걸리게 되었는지를 생각하는 것이다.

"학생시절에는 운동도 많이 했지만 회사에 들어와서는 운동을 하지 못했는데 그것이 잘못된 것일까?", "잇따른 접대로 매일 밤 계속해서 과음을 했는데 어쩌면……", "너무 바빠서 계속 잠이 부족했던 탓일까?" 등, 자신을 돌아보는 시간이 중요하다.

당뇨병임을 알게 된 시점에서 곧바로, "자, 당뇨교육으로 들어갑시다. 당뇨병에 대한 공부를 시작합시다." 식이 아니라, 환자 스스로 생활의 문제점을 체크하고, 이것만은 하면 안 되겠다고 생각하는 자각으로부터 치료는 출발해야 한다. 다시 말해서 당뇨병의 치료는 환자의 정신적인 면과도 깊이 관련되어 있다는 것이다.

"당뇨병이니까 식이요법을 시작해야만 합니다." 하고 말해도 그것을 자신의 문제로 받아들이지 않는 환자도 적지 않다. "혈당이 400 mg/dl입니다."라고 말해도 그것이 무엇을 말하는 것인지 문제의 심각성을 파악하지 못하는 것이다. 또 알고 있다고 해도 그것을 도저히 조절할 수가 없다고 말한다. 이러한 태도로는 당뇨병에서 벗어날 수가 없다.

당뇨병 환자에게 있어서 가장 중요한 것은 스스로 깨닫는 것이다. 현재의 자신의 상태와 고쳐야할 습관, 새롭게 가져야 할 습관 등 능동적으로 당뇨병에서 벗어나려는 의지가 있어야 한다.

과거 당뇨병 치료법에서는 환자는 전문가인 의사나 한의사의 지시를 따르며 치료하는 수동적인 형식이 주류를 이루었다. 하지만 치료의 효과를 극대화하기 위해서는 이러한 수동적인 치료방법보다는 환자가 당뇨병에 능동적으로 대처해나가는 것이 중요하다. 자신의 생활습관을 변화시키고 당뇨병 치료에 도움이 되는 것들은 누가 시켜서가 아닌 스스로 할 수 있는 마음가짐이 중요하다.

3. 자기 조절

당뇨병은 전형적인 만성질환이어서 수술이나 외과적인 방법만으로 완치시킬 수는 없다. 인슐린이나 경구혈당강하제의 사용과 같은 약물 요법이 행해지는 경우도 있지만 이것은 어디까지나 일시적으로 혈당치를 내려주는 임시방편적인 처치라고 생각하는 편이 좋을 것이다. 당뇨병은 약이나 주사로는 본래 완치되지 않는 병이다.

당뇨병의 치료법이란 다음 4가지 점을 자기조절 하는 것이다.
① 식사를 조절한다.
② 체중을 조절한다.
③ 혈당(요당)을 조절한다.
④ 마음을 조절한다.

이 네 가지를 바르게 조절함으로써 건강한 사람과 똑같이 살아갈 수 있다. 당뇨병을 개선하려면 병원에 찾아가서 주사나 수술로 치료를 받는 것이 아니라 자기 자신을 조절하는 것, 다시 말해서 자신과의 교섭방법에 달려 있는 것이다.

당뇨병에 관해서 일병식재(一病息災)라고 하는 말이 있다. 당뇨가 계기가 되어 이제까지의 생활을 개선하고 열심히 조절하면 무병한 사람보다 오히려 건강하게 장수할 수 있다는 뜻이다.

일반적인 의학사전을 보면 '당뇨병에 걸리면 근본적인 치료는 바랄 수 없다.'고 써있는 것이 적지 않다. 그렇다면 일단 당뇨병에 걸리고 나면 절망적인 것일까? 반드시 그렇지만은 않다. 당뇨병에 걸리더라도 적절한 조절을 계속하면 건강한 사람과 다름없이 생활할 수 있다. 당뇨병에 걸리면 완치는 무리일지 모르지만 조절만 규칙적으로 해나간다면 건강한 사람과 다름없이 생활할 수 있고, 활기찬 건강생활을 누릴 수가 있는 것이다. 다시 말해서 당뇨병의 치료란 조절하는 것이다. 이것이 II형 당뇨병 (MIDDM)의 치료 포인트다.

그리고 바르게 조절하기 위해서 현대의학에서는 당뇨병 치료의 3대요법(三大療法)이라 부르는 것을 준비하고 있다.

① 식이요법

② 운동요법

③ 약물요법

이들 가운데에서 특히 중요한 것이 식이요법이다. 운동요법도 중요하지만 식이요법과 병행하는 것이 효과가 크다. 어디까지나 식이요법이 있고 나서 운동요법이 있다는 말이다. 약물요법은 앞에서도 말한 것처럼 일시적인 긴급조치로서 식사와 운동요법이 전제가 되어야 한다. 첫째가 식사, 둘째가 운동, 셋째와 넷째는 없고 다섯째가 약물이라는 것이 당뇨병 치료의 철칙이다.

당뇨병은 잘못된 생활습관으로 인한 병의 전형이기 때문에 우선 생활습관을 바꾸는 일이 선결 문제이고, 올바른 사고방식과 실천법을 배우는 것이 중요하다.

4. 생활습관의 변화

　앞에서 말한 것처럼 잘못된 식생활이 당뇨병과 밀접한 관계가 있다는 것을 이제는 잘 알게 되었을 것이다. 지금까지의 잘못된 식습관을 반성해서 의사의 지시대로 당뇨병의 '치료를 위한 지도'나 식품교환표에 따라 실행하면 된다는 것쯤 이미 알고 있다는 사람도 적지 않을 것이다.

　하지만 그렇게 간단한 것은 아니다. 왜냐하면 머릿속으로는 잘 알고 있지만 그것을 날마다 계속하는 것은 매우 어려운 일이다.

　어째서 어려운 일인가. 거기에 당뇨병치료의 최대의 문제가 있다. '병'은 고치고 싶지만 지금의 '생활'은 고치고 싶지 않기 때문이다. 대부분의 사람은 생활을 그대로 하고 당뇨병만 고쳤으면 좋겠다고 생각한다.

　당뇨병이란 약물을 투여하고 수술로 절개하는 '치료'라고 하는 외부의 손을 써서 완치되는 것이 아니다. 당뇨병이란 15년, 20년에 걸쳐서 쌓아온 생활습관의 막다른 골목이며 이제 더 이상 지금과 같은 생활을 계속할 수 없다는 것을 몸이 알려주는 비명인 것이다.

　당신은 당뇨병을 어디에서 얻어온 것도 아니고 운이 나빠서 당뇨병에 걸린 것도 아니다. 당신은 바라지도 원하지도 않았는데 당뇨병이 어딘가에서 찾아와 당신의 몸에 붙어 있는 것도 아니다.

당신은 당뇨병에 걸리기를 결코 바라지 않았다고 하겠지만 당신 자신이 당뇨병을 '바랐고' 그 바람대로 당뇨병에 걸린 것인지도 모른다. 그런 사실을 당신이 마음 속 깊이 이해했을 때 당뇨병을 치유해 나가는 길에 서광이 비칠 것이다.

당뇨병을 고치려면 생활습관을 바꾸지 않으면 안 된다. 아니면 이렇게 말할 수 있을지도 모른다. '생활습관을 바꾸기 위해서 당신은 당뇨병에 걸렸다.' 라고. 또 '생활습관을 바꾸지 않는 대신 당신은 당뇨병을 선택한 것이다.' 라고.

5. 자연치유력

　우리들은 병에 걸렸을 때 무엇인가를 하지 않고는 견딜 수가 없다. 감기에 걸리면 병원에 가서 치료를 하고 혹은 약국에 가서 감기약을 산다. 감기 바이러스에 효과가 있는 약은 없다고 함에도 불구하고 열이 난다, 재채기가 난다, 기침이 난다, 목이 아프다, 콧물이 난다 하는 것이 마치 자기의 '적' 인 것처럼 맹렬하게 약이라는 무기를 사용해서 공격을 퍼부어 그런 증상을 몰아내려고 한다. 하지만 과연 이러한 증상이 '적' 이란 말인가? 인간에게 본래 갖추어진 '자연치유력' 이 작동하여 몸이 감기로부터 해방이 되면서 나타나는 현상은 아닐까?

　감기에 걸려도 대부분의 경우 몸을 따뜻하게 해서 안정을 하다보면 4~5 일쯤 지나 나아버리는 것을, 반대로 항생물질로 몸의 면역체계(자연치유력)를 바뀌게 해서 감기를 더욱 끈질기게 만드는 수도 있다.

　감기를 적으로 간주하는 것이 아니라 반대로 내편으로 삼는 것은 어떨까? 감기에 걸리면 몸이 쉬라고 암시를 보내는 메시지로 받아들이는 것이다. 여러 가지 증상에 고마운 마음으로 응답해서 허둥대지 말고 회사나 가정일이나 학교를 쉬어서 피로를 풀고 스트레스를 잊는 일에 전념하는 '안식일' 로 정해버리면 그만이다.

이 안식일은 심신에 스트레스가 쌓이는 이제까지의 생활습관을 고치고 잠시 동안 자기의 생활을 편안하게 바꿔보는 날을 말하는 것이다. 다시 말해서 감기의 메시지라는 것은 '생활습관을 4 ~ 5일 동안 고쳐보아라.' 하고 귀뜸해 주는 것이다. 감기에 걸려 평소의 생활을 일단 멈추고 쉬는 것은 심신의 피로를 쌓이지 못하게 해 그 기간에 감기를 고치는 것이다. 그것은 만성질환이나 큰 병의 예방도 된다.

자연치유력

'병은 신이 고치고 돈은 의사가 챙긴다' 는 말이 있다. 이것은 우리의 신체는 '자연치유력' 이라는 신이 주신 능력으로 치료를 한다는 것이다. 여기서 의사는 그것을 도와주는 것에 지나지 않는다. 대부분의 병은 '자연히' 치료 되는 것이다.

이를테면 팔뼈가 부러지면 환자는 의사를 찾아간다. 그리고 깁스로 고정시키는 조치가 취해지고, 며칠 지나면 부러진 뼈가 붙어서 회복된다. 이때 뼈를 붙인 것은 의사일까? 그렇지 않을 것이다. 자연치유력이 뼈를 본래의 상태로 회복시킨 것이다. 의사는 뼈가 원래 그대로 붙을 수 있도록 조치를 취해 주었고 나머지는 신의 힘에 맡겨버린 것이다.

부러진 뼈가 붙는 회복력은 사람에 따라서 차이가 있지만 본인이 고치고 싶다는 강한 의지가 굉장히 큰 영향을 준다는 말을 많은 의사로부터 듣게 된다.

감기에 걸리면 이제까지 간절히 생각이 나던 담배 맛이 없어지고, 기름진 음식이 싫어지고, 매운 음식이 먹고 싶어진다. 이것은 자연적으로 감기의 '식이요법' 을 하게 되는 것이다. 감기에 걸리면 지금 신체가 싫어하는 음식과 먹고 싶어 하는 음식을 잘 알 수 있다.

이렇듯 질병이란 비단 감기뿐만 아니라 평소의 생활습관에 묻혀서 모르고 있었던 심신의 메신저 역할을 하고 있는 것이다. 그 메시지에 귀를 기울이면 현재의 잘못된 생활습관이 지금 당신에게 필요한 '요법'으로 자연적으로 바뀌게 될 것이다.

　그런데 감기는 4~5일만 생활습관을 바꾸면 되지만 당뇨병이라면 그렇게 간단히 되는 것이 아니다. 앞으로 계속해서 생활습관을 바꾸지 않으면 안 되는 것이다. 이제까지의 생활습관을 계속적으로 바꾸어 나가야만 새로운 인생을 시작할 수 있게 된다.

6. 중년의 불청객

독일 그림형제의 그림동화「수명(壽命)」이란 동화가 있다. 이 줄거리를 요약해 보면 다음과 같다.

「하느님은 세상을 만들고 모든 생명 있는 것들에게 수명을 정해주기로 하였다. 하느님은 당나귀와 개와 원숭이의 수명을 30년으로 정했는데 그것으로 만족하겠느냐고 그들 동물에게 물었다. 그랬더니 어느 동물이나 하나 같이 너무 길다고 말하며 짧게 해줬으면 좋겠다고 간곡히 부탁했다. 하느님은 그들의 말이 지당하다고 생각해서 당나귀는 18년, 개는 12년, 원숭이는 10년으로 수명을 단축해 주었다.

마지막으로 인간에게 30년이면 되겠느냐고 물었다. 그러자 인간은 좀 더 수명을 길게 해달라고 간청한다. 하느님은 그러면 30년의 수명에 당나귀의 수명인 18년을 더해주마, 하고 말했다. 그래도 인간은 부족하다고 말한다. 그러면 개의 수명인 12년도 더해주마, 하고 말했다. 하지만 인간은 아직도 만족하지를 않았다. 원숭이의 수명인 10년까지 주겠다고 말했다. 그런데도 인간은 만족하지 않았지만 결국 70년이라는 수명을 받아냈다.

인간은 태어나서 30년은 명랑하고 건강해져 기쁜 마음으로 일하고 즐거운 나날을 보냈다. 하지만 그 뒤의 인생은 당나귀처럼 무거운 짐을 등에 지고 채찍질을 당하거나 발길로 채이면서 18년을 혹사당하고, 개의 12년은 울부짖을 뿐 먹을 것을 씹을 힘도 소진해버렸고, 원숭이의 10년은 머리가 약해서 노인성 치매증에 걸려 아이들의 웃음거리가 되어버린다.」

이 「수명」이라는 동화는 30세까지는 인간이라는 동물을 위한 시간이고, 그 이후는 인간에게 주어진 시간이라고 읽을 수 있을 것이다. 30대 이후가 되면 이제까지의 인생에서는 생각하지도 못했던 감당하기 어려운 고난을 만나게 되는 일이 있다. 30세 까지는 태어난 때부터 지니고 있는 에너지로 살아나온 기간이다. 그 후 30대부터 40대에 걸쳐서는 언제까지나 젊음이라는 에너지(탄생할 때에 지니게 된, 말하자면 선천적인 에너지)만으로 살아가기가 어렵게 되어 자기의 마음 깊숙한 곳에서 솟아나오는 깊은 맛이 넘치는 에너지가 필요하게 되는 것이다. 또 인생의 전반이라는 계절은 자기의 '외면'에 의식이 향해서 왔으나 후반은 자기의 '내면'으로 의식을 돌리는 계절이기도 하다.

II형 당뇨병(NIDDM)은 30대에서부터 서서히 환자가 늘어나기 시작해서 40대 이후 그것이 자꾸만 늘어나는 실로 '중년의 병'이다.

인생을 다시 한 번 새롭게 고쳐 살기 위해서는 이제까지의 자기가 '죽고' 새로운 자기가 '재생(再生)'하지 않으면 안 된다. 사람은 중증인 병이나 사고 등으로 일단 상징적으로 죽음을 경험함으로써 새로운 제2의 인생으로의 재생을 도모하는 것이다. 이른바 중년의 위기란 그 '죽음과 재생'을 위한 고통스러운 통과의례라고 부를 수 있을지도 모른다.

그와 같은 위기적인 체험을 극복함으로써 그 누구도 아닌 자기만의 개성적 삶의 방식을 찾아내서 걸어 나갈 수가 있는 것이다. 그렇게 함으로써 비로소 사람은 인간이 되어간다. 그것을 「수명」이라는 동화가 가르쳐주고 있다. '30년'의 인간의 시작은 끝나고 이제까지의 인생과는 다른 새로운 제2의 인생을 시작하려고 하는 것이 중년의 위기일 것이다.

당뇨병에는 특유한 의미가 포함되어 있다. 당뇨병은 이제까지의 식사나 운동이나 마음의 변화를 요구한다. 만약 이러한 생활습관을 고치지 않는다면 당뇨병에 수반되는 여러 가지 합병증이 고통이나 죽음의 공포가 평생을 두고 쫓아다니는 것이다.

융 계열의 정신분석학자인 아란 체넨은 중년의 고통과 치유에 대해서 다음과 같이 말하고 있다.

"반성과 자기개선이라는 치유의 과정은 실은 정화(淨化)의 경험인 것이다. 단테는 「신곡(神曲)」에서 이 점을 역설하고 있다. 중년에 지옥으로 떨어진 단테는 연옥(煉獄)의 긴 여행을 떠난다. 거기에서 그는 고통스러워하는 남자와 여자를 많이 만난다. 그러나 놀랍게도 그들은 기꺼이 고통을 견디어내고 있다. 희망에 넘쳐 있는 이유를 물어보니 연옥의 죄인들은 이 고통이야말로 자기들의 성장과 발전을 도와주는 것이며 마지막에는 천국으로 들어갈 수가 있기 때문이라고 대답한다. 그리고 어느 누구에게나 과거의 죄와 관련된 특별한 과제가 있다. 그들의 시련은 벌이 아니라 변혁인 것이다. 욕망을 사랑으로 바꾸려고 고투(苦鬪)하고 있는 사람이 있는가 하면 물질적인 욕망을 지적 호기심으로 바꾸려고 하는 사람도 있다. 사람은 정화를 경험함으로써 건강치 못해 극단적인 행동으로 치닫던 청춘시절의 무분별한 본능과 매듭을 짓는다. 바로 그때 치유는 일어난다. 사람은 익숙해진 신념, 사회적 역할, 가치관을 내던진다. 생활구조가 파괴되고 새로운 가능성으로의 길이 열린다."

'연옥의 긴 여행'이란 신경증일지도 모르며 갱년기장애일지도 모른다. 혹은 요통이고 암일지도 모른다. 그리고 당뇨병일지도 모른다.

7. 마음의 병

1) 병의 원인

이제까지의 질병(疾病)이라고 하는 것은 육체라면 육체만, 정신이라면 정신만 병든 것으로 생각되고 있었다. 그러나 인간의 존재라고 하는 것은 육체와 정신으로 따로따로 나누어 생각할 수가 없는 것처럼 '병'을 대하는 태도도 육체와 정신을 따로따로 생각할 수는 없다. 실로 심신일여(心身一如) 바로 그것이다.

'환자 자신이 고치려고 생각하지 않으면 의사가 아무리 치료해도 낫지 않는다.'라고 현대의학이 이구동성으로 말하는 것을 흔히 듣게 된다. 인간의 몸과 마음을 포함해 전체적인 존재로서 보는 호리스틱 의학(건강을 단순히 육체적인 측면에서만이 아니라 정신적, 심리적인 면도 포함해서 전체적으로 파악하려는 의학)은 전문가만이 아니라 일반인들 사이에서도 최근에 와서 매우 주목을 모으기 시작하고 있다.

또 서양의학의 세계에서도 전통적인 동양의학의 질병관인 미병(未病 : 일반적으로는 병으로 나타나기 이전의 단계로 해석된다)이라는 개념을 응용하는 의사가 늘고 있다. 합병증으로 진행되지 않은 당뇨병이나 경계형은 틀림없는 미병이다.

본래 '건강'이라는 영어 health는 그리스어인 holos라고 하는 '전체(全體)'를 뜻하는 말을 기저(基底)로 하고 있다. 호리스틱이라는 말도 이것을 어원(語源)으로 해서 육체와 정신과 혼(魂)을 '하나'로 보는 것이다.

지금까지 우리들은 '질병의 침해'로 병이 된다고 굳게 믿고 있었다. 그것은 외적(外的)인 요인에 의해서 일어나는 것이다. 그러나 정말 외적인 요인만으로 병이 되는 것은 아닐 것이다. 왜냐하면 항상 예외는 있기 때문이다. 상한 음식을 같이 먹더라도 어떤 사람은 심하게 식중독에 걸리기도 하지만 어떤 사람은 아무런 증상이 없는 경우도 있다. 만약 병원균에 감염된 사람이 모두 발병을 했더라면 지금쯤 인류는 존재하지 못했을지도 모른다. 적어도 유럽인은 디프스로, 동양인은 결핵으로 전멸했을 것이다. 아무리 맹위를 떨치는 병이라도 모두가 걸리는 것은 아니어서 반드시 예외적인 사람이 존재하는 것이다.

2) 마음의 병을 고쳐라

우리들은 '결핵균을 항생제로 때려잡았다.'는 관점에만 너무 정신이 팔려 있었던 것은 아닐까. 분명 많은 역병을 인간이 발명한 약으로 퇴치한 것처럼 보인다.

그러나 이 천하무적 항생제도 지금에 와서는 항생제 내성균(耐性菌)의 출현으로 기세가 꺾이게 되었다. 게다가 결핵도 환자의 개인적인 스트레스나 마음먹기, 또는 성격 등이 증상에 크게 영향을 미치고 있다는 것을 알게 된 것이다.

그리고 요즘에 와서야 겨우 마음이 병에 미치는 영향에 대해서 현대의학에서도 주목하게 되었다. 그 하나가 '심신의학(心身醫學)'(신체의학의 지견(知見)만이 아니라 심리적, 사회적인 요인도 합쳐서 심신을 통합한 진료를 행하는 것)이다. 분명하게 마음이 병에 영향을 주고 있는 것이 확인된 것이다.

이를테면 기관지천식이 그 대표적인 것인데 이 밖에도 만성류머티스관절염, 소화성궤양, 궤양성대장염, 고혈압, 갑상선기능항진증, 신경피부염이 있다. 그래서 이러한 7개의 질환을 심신증이라 부른다.

하지만 굳이 '심신증'이라는 병명을 붙이지 않더라도 '마음'과 '병'이 연결되어 사실은 여러분도 잘 알고 있을 것이다. 시험장에서 문제가 배부되면 긴장감에 배가 아프고, 오물을 보면 구토증이 생기는 등 누구라도 그런 경험이 있을 것이다. 이제는 '심신증'은 굳이 말하지 않아도 당연한 일이어서 이 명칭까지도 바꿔야 한다는 생각도 있을 정도다.

제 8 장

당뇨병 스트레스 해소요법

1. 스트레스와 식욕
2. 다이어트의 어려움

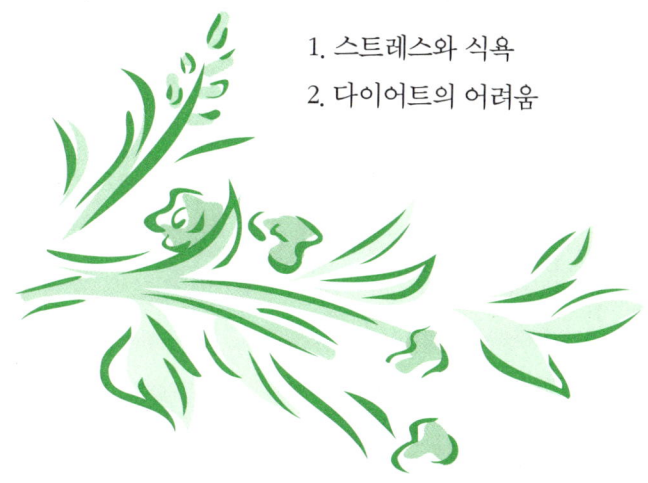

몸은 당뇨병에 걸리고 싶어서 혈당치를 높이는 것이 아니다. 혈당치를 높임으로써 몸을 긴장상태로 만들어 면역계가 임전태세에 들어가기 위해서이다.

그런데 당뇨병의 일반용 의학서적을 보면 하나의 패턴이 있다는 것을 알게 된다. 당뇨병의 원인과 치료법이 조화를 이루지 못하는 것이다.

당뇨병의 유인(誘因)으로 영양(식사의 서구화), 과식, 비만, 운동부족, 그리고 스트레스를 반드시 들게 된다. 그리고 그 치료법으로 식사, 운동, 약물 3대요법이 필요하다고 하지만 어디에도 '스트레스해소요법'이 보이지 않는다. 스트레스가 당뇨병의 유인으로 거론되고 있음에도 불구하고 스트레스에 대응하는 요법이 보이지 않는 것이다.

스트레스와 혈당치의 관계

① 스트레스를 뇌가 감지하면 시상하부(視床下部)에서 하수체(下垂體), 부신피질(副腎皮質)을 거치면서 자극이 흘러 혈당을 높이는 코티존이라는 호르몬이 분비된다.
② 스트레스로 인해서 교감신경이 흥분하면 아드레날린이라는 호르몬이 분비되는데 아드레날린은 간장에 축적되어 있던 당분(글리코겐)을 분해해서 피 속으로 보내 혈당을 높인다.
③ 또 교감신경의 흥분은 췌장에서 글루카곤이라는 혈당을 높이는 호르몬을 분비한다.

과식이나 비만은 스트레스가 큰 영향을 미친다. 그런데도 우리나라 당뇨병 치료의 현장에서는 스트레스 같은 마음의 문제에 대해서는 왠지 가볍게 다루고 있는 것 같다.

또 혈당치를 내리려고 아무리 식이요법을 엄격히 실행해도 스트레스가 있으면 호르몬이 분비되어 혈당치를 올려버리므로 혈당치의 조절이 잘 될 리가 없다.

생활습관의 중심인 '식(食)'을 바꾸는 일이 곤란한 이유는 '마음'이 관여하고 있기 때문이다. 따라서 당뇨병의 대응에는 먼저 '마음의 주의'에서부터 시작하지 않으면 안 된다.

1. 스트레스와 식욕

1) 스트레스가 식욕을 부른다

마음과 식욕은 직결되어 있다. 스트레스는 식욕을 부르는 것이다. 스트레스로 과식하게 되고 과식의 결과로 비만을 불러 당뇨병이 되었다고 한다면 식이요법에서 맨 처음 필요한 것은 마음의 주의를 실행하는 것이다.

많은 사람들은 일이나 직장, 가정이나 학교 등에서 크건 작건 그 나름의 스트레스를 받으며 살고 있다. 하지만 그 스트레스를 자기가 사회에 적응하지 못했기 때문이라고, 자신의 노력부족이라고 생각하고 체념해버리는 경우가 많다.

또 자기에게 스트레스가 쌓여 있음에도 불구하고 그것을 느끼지 못하는 사람이 있다. 남의 앞에서, "자꾸만 스트레스가 쌓여서 말이야." 하고 말할 수 있을 정도로 스트레스를 자각하고 있는 사람은 아직은 구제받을 여지가 있다. 그러나 스트레스가 있는데도 전혀 그것을 감지하지 못하는 사람은 약간 처리하기가 어렵다.

현대사회의 구조 그 자체에 스트레스를 교묘하게 은폐시켜버리는 장치가 도처에서 작용하고 있다. 현대의 스트레스는 저온 화상(低溫 火傷)과 같다. 난로 불을 쬐고 있는 사이에 잠이 들면 자기도 모르는 사이에 화상을 입는 경우가 있는데 이것과 같은 일이 일상적으로 반복되고 있는 것은 아닐까.

현대인은 저온화상과 비슷한 만성스트레스 상태에 있다. 이 자각하지 못하는 만성 스트레스 상태는 쉼 없이 교감신경을 긴장시키고 체내에서 만성적인 긴급사태가 벌어지는 상태다. 교감신경이 자극을 받으면 혈당치를 높여주는 호르몬이 분비되고 그에 수반해서 혈당치를 억제하는 인슐린도 또한 과잉분비하게 된다.

이것은 고속도로를 액셀레이터와 브레이크를 동시에 밟으면서 달리는 상태와 같다. 언젠가 브레이크가 타서 듣지 않게 되는 것은 자명한 일이다.

그리고 끊임없는 인슐린의 제조로 피폐한 췌장의 β세포는 그 공급을 극단적으로 약화시켜 고혈압상태가 계속되어 신장은 당을 오줌으로 버리기 시작하고 몸은 여러 가지 증상을 호소하는 위험신호를 보내는 것이다.

그런데 사회전체가 일상적으로 저온 화상을 입는 상태이므로 이 또한 처리하기가 곤란하다. 말하자면 이상이 정상으로써 보편화된 상태에 있으므로 무엇이 이상이고 무엇이 정상인지 까닭을 모르는 상태가 되어 버린다.

물론 같은 스트레스인자를 받아도 근사한 향신료가 보다 좋은 요리의 맛을 내는 것처럼 사람에 따라서는 그것을 일상 활동의 양식으로 삼아 버리는 수도 있다. 마찰이 없으면 자동차가 진행하지 못하는 것처럼 스트레스라고 하는 마찰도 인생에 있어서 없어서는 안 되는 것이다.

중요한 것은 스트레스라고 하는 것을 어떻게 스스로 감당하느냐는 것이다. 그러기 위해서는 우선 스트레스를 감지해서 그 스트레스의 근원을 탐지하는 일이다. 그것은 자기의 마음속을 깊이깊이 파고드는 여행이 될 것이다.

2) 마음의 공복을 없애라

당뇨병Ⅱ형의 50%는 비만이라고 한다. 이것은 심리적, 감정적인 스트레스를 먹는 일에 의해서 만족시키고 그 대가로 당뇨병에 걸렸다고 생각할 수도 있을 것이다.

비만의 결과 지방이 축적되면 에너지는 세포에서 잘 연소되지 못하게 된다. 이 경우 뇌나 신경에도 충분한 에너지가 전달되지 않아 초조해지거나 육체적인 피로감을 느끼기 쉬워진다. 그리고 이러한 불쾌감을 불식하기 위해서 또 고기나 지방, 설탕 등의 식품을 과잉 섭취해서 마음의 공복(空腹)을 채우게 되어 식생활의 악순환이 만들어진다.

현대의 식생활 환경은 당뇨병으로 유인하는 식품으로 넘쳐흐르고 있다. 이를테면 아침은 햄, 달걀, 버터, 토스트에 커피, 점심은 햄버거, 밤에는 술과 통닭구이를 먹는다. 이래서는 당뇨병에 걸리지 않는 편이 오히려 이상하다. 어지간히 식생활에 조심하지 않으면 곧바로 당뇨병으로 초대하는 만찬에 참석해 버리는 꼴이 되고 만다.

음식이 먹고 싶다는 충동은 어디에서 솟아나는 것일까? 채워지지 않는 마음, 다시 말해서 '마음의 공복'을 만족시키기 위해서 음식에 손이 가는 것이다. 인간에게 있어서 포만감을 맛보는 것은 심신이 모두 필요한 것이어서 만약 이것을 만족시킬 수가 없다면 '공복감' 같은 새로운 강한 스트레스를 낳아버리게 된다.

그렇기 때문에 한 종류의 저칼로리식품으로 공복감을 만족시키려고 하는 다이어트법은 뇌가 요구하는 화학물질의 수요를 충족시킬 수가 없다. 그것은 마음의 포만감을 얻지 못하므로 도중에 좌절이나 반발심에서 과식행동이 일어나거나 다이어트가 새로운 스트레스를 낳는 원인이 되기도 한다.

2. 다이어트의 어려움

1) 자신과의 싸움에서 승리해야

화가 나거나 실패하거나 하면 우리들은 홧김에 술을 마시거나 많이 먹는 버릇이 있다. 강한 스트레스를 받았을 때 무엇인가 많이 먹는 것으로 만족감을 느끼며 화를 삭이기 때문이다. 혹은 홧김에 술을 마시는 것은 아니더라도, 고된 일과가 끝난 뒤의 음주는 심신의 피로를 풀어주는 효과가 있는 것은 틀림없다.

음식 섭취가 육체에 에너지를 공급해서 배를 채우고 맛을 즐김으로써 미각을 만족하게 하는 것만은 아니다. 거기에는 스트레스를 풀어주고 마음의 공허함을 채워주는 중요한 작용도 있다. 그래서 스트레스를 안고 일상적인 생활을 계속하면 병원에서 아무리 식이요법이 중요하니 실행하도록 하라고 지도해도 좀처럼 계속하지 못하는 것이다. '머리'로는 당뇨병을 고치기 위해서는 식사를 규칙적으로 하지 않으면 안 되겠다고 생각하고 있어도 '마음'으로는 그것을 승인하지 않으므로, 한 동안은 자신의 노력으로 지속할 수 있을지 모르지만 언젠가는 실패를 하게 되는 것이다.

퇴원할 때 주치의의 지도를 지키겠다고 서약하고 한 동안은 의사의 '지도'를 실천해서 술을 한 방울도 마시지 않는 우등생이었다. 그러한 절제의 효과는 즉각적으로 나타나 혈당치는 정상으로 돌아간다.

그런데 어느 날 직업상의 스트레스가 발단이 되어 자기가 계율로 삼고 있었던 억제의 사슬이 끊겨 '먹어라, 마셔라.' 하는 폭식, 폭음이 처참한 향연이 벌어지고 만다. 이것을 계기로 이제까지 잘 지켜온 계율인 '식이요법'을 포기한다. 그리고 다시 혈당치는 상승해서 병원으로 돌아간다.

마치 지금까지 '착한 아이' 이었던 우등생이 어느 날 갑자기 가정에서 폭력을 휘두르는 문제아로 변신한 것과 비슷하다. '우등생'은 부모나 의사 등 외부로부터의 (다시 말해서 사회적인 요청) 당부를 지킬 '근성'은 있지만 자기 안의 목소리를 듣는 것이 괴로운 것이다.

2) 가끔 식욕을 채워야

심리학자인 블레어 저스티스는, "우리들의 식사로 무엇을 선택하느냐를 정할 때에는 기분이라고 하는 것이 커다란 요소를 차지한다. 일상생활 가운데에서 조절되지 않는 스트레스를 받으면 받을수록 우리는 암이나 심장병이 발생할 위험성이 높은 식사로 기울어지는 경향이 있다"고 했는데 이것은 물론 당뇨병에도 통하는 말일 것이다.

식욕이나 섭생이라는 행동은 마음과 뇌와 몸이 유기적으로 연관되어 영향을 주는 것이다. 정신신경면역학이 인정하는 것처럼 정신(마음)과 신경(뇌)과 면역(자연치유력)과 내분비(호르몬)는 서로가 영향을 주고받고 있는 것이다.

아무리 간단한 것 같아 보이는 다이어트법이라도 대부분의 사람이 그것을 계속 실행하지 못하는 것은 마음 속 어딘가에 무리를 하고 있기 때문이다. 대부분의 다이어트 방법은 칼로리의 섭취를 억제하고 그 대신 저칼로리의 식품을 사용해서 허기를 채우는 방법이다. 분명 '허기'는 채워지고 '배'는 만족했을지 모르지만 '마음'은 만족하지 못하는 것이다. 강제적으로 억제된 '식욕'에는 언젠가 반드시 반동이 돌아온다.

식욕이라고 하는 것은 성욕과 함께 인간의 근원적인 욕망이다. 이것이 채워지지 않으면 그 자체로 스트레스를 받게 된다. 식욕은 매끼니 채워질 필요가 있는 것이다. 또 가끔은 억제를 풀고 푸짐한 요리를 먹지 않으면 우리들의 마음은 개운해지지 않는 것이다.

옛사람은 이러한 인간의 성질을 잘 알고 있어 명절과 평일을 잘 이용해 왔다. 정월의 설이나 오월의 단오, 팔월의 추석 그리고 생일, 결혼식 등의 '큰 명절' 등을 이용해서 몸과 마음의 공복감을 만족시켰던 것이다.

제 9 장

당뇨병을 치료하는 긍정적인 자세

1. 당뇨병은 '적'도 '악'도 아닌 '자기'이다.

　실패하지 않고, 고통이 없고, 패배가 없는 그런 인생만 사는 사람은 아마도 없을 것이다. 곤경은 누구에게나 찾아오지만 거기에 어떻게 대처하는가 하는 것으로 그 이후의 인생이 완전히 달라진다.

　당뇨병은 '적'도 아니고 '악'도 아니다. 당뇨병은 '자기'인 것이다. 당뇨병을 적으로 취급하거나 악으로 삼아버리는 것은 자기 자신을 적이나 악으로 삼는 것이다. 당뇨병뿐만 아니라 어떠한 꺼림칙한 병도 '자기'인 것이다.

　그렇기 때문에 그 병과 '싸운다'는 것은 생각하지 않는 것이 좋다. 질병을 요양하는 것을 '투병'이라고 하지만 병과 싸운다는 고통스러운 행위는 하지 않는 것이 좋다. '투병하겠다.'고 벼르는 순간, 자신이 당뇨병에 걸린 의미를 이해하지는 않고, 병을 자기의 '적'으로 삼아 자기 안에서 축출하거나 공격하는 일에만 기를 쓰게 되어버리기 때문이다.

　왜 나는 당뇨병에 걸렸는가?

　그 의미를 안다는 것은 매우 중요하다. 가슴에 손을 얹고 신중하게 생각해 주기 바란다.

2. 넉넉한 마음이 당뇨병을 정복한다.

모름지기 병은 그 사람의 육체에만 일어나는 것은 아니다. 마음과 몸이 일그러진 것이 병을 일으키게 하는 것이다. 육체에 나타나는 현상은 말하자면 스크린에 비친 환상에 지나지 않는다. 환부(患部)나 증상을 고친다 해도 근원이 고쳐지지 않는 한 완전히 나았다고는 말할 수 없다.

인간의 육체는 입으로 섭취하는 음식물만이 아니라 공기를 마시거나 태양의 빛을 쪼이는 것으로도 에너지를 얻는다. 췌장을 움직이게 하는 에너지도 항상 자연계로부터 에너지가 공급되고 있기 때문에 움직인다고 말할 수 있다. 인슐린을 주사한다는 것은 자연의 법칙을 어기고 인간이 인위적인 조작을 해버리는 것이다. 최소한의 원조로, 나머지는 자력으로 다시 일어난다면 문제는 없지만 사람은 효과가 있는 것일수록 그에 의존하게 된다. 그것은 아토피 치료에 스테로이드를 계속해서 사용하면 완치되기 어려워지는 것과 같은 이치이다.

고혈당이 계속되는 상태를 '당독성(糖毒性)' 이라고 하는데 고혈당 그 자체가 인슐린분비를 악화시켜 점점 더 혈당을 상승시키는 것이다. 단기간 인슐린을 사용함으로서 당독성이 제거되면 췌장의 피로가 풀려 당뇨병이 치유되는 경우도 최근 가끔 볼 수 있다. 그렇다고 해도 그것은 당뇨병의 초기단계에 한해서이다. 완전히 인슐린분비가 없는 사람은 드문 일이어서 대부분이 인슐린 저항성 때문에 인슐린이 듣지 않아 더 많은 약이나 인슐린을 투여하게 되어 악순환에 빠져버리는 것이다.

인슐린이나 스테로이드를 부정하자는 것은 아니다. 당장 죽을 것만 같은 사람에게 인슐린을 주사하지 않고 '마음을 고쳐라.' 하는 것은 억지에 지나지 않는다. 응급처치를 위한 의학이 발전하는 가운데에서 인슐린이 등장했다. 응급상황에서 물질적인 대처는 현대의학의 진보에 따라 많은 약들이 갖추어지고 있다. 그럴수록 그것을 근거로 해서 정신적인 면의 대응책이 보다 중요하게 되어 있다.

현재까지 당뇨병의 치료법은 혈당치나 칼로리라고 하는 숫자로 환자의 식생활이나 행동을 제한하고, 내버려두면 실명하거나 신장이나 신경에 위독한 합병증을 일으키게 된다는 공포심을 이용한 치료법이었다.

그러나 시대적인 필연성으로서 새로운 사고방식이나 치료법으로 전환되어나가는 것은 의학의 세계에서도 같은 일일 것이다. 병을 적으로 생각하고 싸운다는 자세가 아니라 자기 안의 세포도 함께 살아가는 내 몸의 일부라는 생태주의적 관점에서 병을 바라보기를 권한다.

3. 식이요법을 받아들이는 자세

1) 식이요법은 왜 어려운가?

당뇨병의 치료를 위해서는 과식이나 비만 그리고 스트레스는 금물이라고 한다. 이것은 그대로 방치해두면 무서운 합병증으로 전신이 침식당한다고 협박해서 하루 3끼의 엄격한 식이요법을 강요당하게 된다.

하지만 환자들은 이것을 오래 계속하지 못한다. 알고는 있지만 계속할 수 없는 불만이 있는 것이다. 그렇다면 어째서 의사가 권하는 식이요법을 지속할 수 없는 것인가?

당뇨병환자의 자각이 부족하기 때문일까? 아니면 정신력이나 노력이 부족한 탓일까? 식사의 조절을 충실하게 하면 완치까지는 이르지 못할지언정 보통의 건강한 사람과 다름없는 생활을 할 수 있다고 하는데 어째서 계속할 수가 없는 것일까?

그런데 인간에게 있어서 '먹는다' 는 것은 대체 어떠한 것인가? 어째서 사람은 먹는 것일까? 식욕이란 무엇인가? 당뇨병의 치유를 깊이 파고들면 '먹는다' 는 것과 어떻게 동조할 것인가에 초점을 맞추게 된다. 이것은 인간에 대한 근원적인 '마음의 물음' 이다.

2) 마음이 움직이는 대로 따라 간다

　사람들은 자기가 원하는 것이 손에 얻고 멋진 인생이 되기 위해서는 노력하지 않으면 안 된다고 굳게 믿고 있다. 많은 사람은 노력하는 사람이야말로 목표한 것을 손에 넣을 수가 있고 노력하지 않는 사람은 게으른 사람이라고 생각한다.

　하지만 감히 말한다. 자기의 인생에서 서투른 노력을 하지 않는 것이 가장 중요하다고 생각한다. 좋은 의미로 노력하지 않는 것이다. 식사도 마찬가지다. 자기에게 있어서 필요한 음식물을 인간은 잔뜩 먹게 되어 있다.

　따라서 병원에서 강요하는 당뇨병의 식이요법(병원의 영양지도는 환자의 성격, 개성, 생활에 관계없이 일률적으로 정해지는 경우가 대부분)을 비롯해서 마음에 들지 않거나 힘들다고 생각되면 그만두어도 좋다. 무리해서 서투른 노력을 하면 지속하지 못한다.

　물론 인슐린을 주사하고 있는데 식사를 가리지 않고 하는 것은 위험한 일이지만 극단적인 폭음, 폭식만 아니라면 괜찮다. 단 한 번 밖에 하지 않았어도 싫으면 그만 두는 것이 중요한 일이므로 지쳤다고 생각되면 당장 그만둬도 좋다.

　그리고 자기가 어떤 식이요법을 계속해서 지속할 수 있는지 스스로 생각해주기 바란다. 무슨 일인가를 할 때 스스로에게 물어서 자신이 그것이면 좋겠다는 마음이 있으면 그에 따라서 하면 된다. 남들의 의견에 휘말리지 않고 자기의 마음에 따르고 있으면 실패하는 일은 없을 것이다. 병이 되었건, 능력이 되었건 자기의 마음에 물어서 자기의 마음에 맞으면 서투른 노력 따위는 하지 않아도 된다.

　자기의 마음과 마주하고 있으면 언젠가 반드시 자기가 진정으로 하고 싶은 일에 대해서 에너지가 솟아나게 된다. 그렇게 되면 지금까지 자기에게 있어서 억압이었던 외부로부터의 요청이나 세상의 규칙도 자기에게 여유가 생겨 자연히 지킬 수 있게 되는 것이다.

스스로 자신을 긍정하고 자기 내부에서 우러나오는 말에 귀를 기울이고 있으면 에너지를 낭비하지 않아도 된다. 자기에 대한 신뢰감이 있어 에너지를 낭비하지만 않는다면 더 행복하게 살수 있을 것이다. 에너지를 낭비하지만 않는다면 자기에게 더 많은 에너지가 돌아오는 셈이므로 여유가 생긴다.

다소 틀린다 해도 문제없다. 실패하면 무엇인가 정말로 알 수 있게 되는 기회라고 생각해주기 바란다. 어째서 실패했는가를 생각하면 또 거기에서 길을 바꿀 수가 있다. 억지로 무리를 해서까지 내키지 않는 일을 하지만 않는다면 인생은 태평한 것이다.

사회적인 요구에만 따른다면, 그것을 하지 못해서 실패하면 후회하고 반성한다. 그리고 '내일부터 분발해야지.' 하는 부질없는 악순환에 빠져버린다. '내일부터 분발 해야겠다.' 하는 생각을 하기 때문에 안 되는 것이다. 그래서 또 자기는 할 수 없다고 생각하고 자기를 부정해버린다. 하지만 그런 후회나 반성 따위는 아무런 도움이 되지 않는다.

4. 마음의 변화

1) 지금까지와는 다른 내용을 산다

당뇨병이 에너지 낭비로 인해서 일어나는 것이라면 당신이 직장이나 가정이나 학교 등 어디에서 에너지를 낭비하고 있는지를 생각해볼 일이다. 이를테면 회사에서의 현재 위치가 당신에게 과도한 부담이고 그것이 굉장한 에너지를 낭비하게 만들고 있는지도 모른다. 무엇이 자기에게 있어서 부담되는지, 마음을 무겁게 하고 있는지, 싫은 일인지 잘 생각해 보는 것이 어떻겠는가?

병에 걸리면 그 병과 마주서면 되는 것이다. 기왕 병이 된 것이라고 생각하고 당당하게 쉬면 되는 것이고, 병이 걸릴 수도 있겠지 하고 받아들이기만 하면 되는 것이다. 병은 이제까지의 자기 인생과는 다른 내용을 살아가라는 신호일지도 모른다. 이제까지의 내용으로는 살아갈 수 없다는 메시지를 그 병은 보내주고 있는 것이다. 그것은 결코 실망할 내용이 아니다.

이를테면 어버이가 자식에게 무엇인가를 시키려고 했을 때 아이가 구토를 하는 경우가 있다. 그것은 절대로 받아들일 수 없다는 무의식적으로 표현하는 신체언어인 것이다.

이와 같이 어느 외부로부터의 요청에 대해서 그것을 받아들이지 못하면 구토를 하거나, 혹은 그것을 영양으로 삼아서 흡수할 수 없으면 설사를 하거나, 또 그것이 자기에게 있어서 기질이 맞지 않으면 소름이 끼치거나, 알레르기가 없는데도 두드러기가 이는 것처럼 신체라고 하는 것은 증상으로 자기의 진정한 마음을 표현하는 것이다. 그런 의미로 몸은 진정한 자기를 알아달라고 하는 마음의 대변자이다.

2) 즐거운 일을 찾아내면 병을 앓지 않는다

뇌에는 쾌락신경(快樂神經)과 의욕신경(意慾神經)이라는 것이 있어 쾌락신경이 활성화되면 의욕신경도 활성화된다고 한다. 그러기 때문에 즐거운 일을 하면 의욕이 생기는 것이다. 흔히 어머니가 아이에게 숙제를 다 하면 컴퓨터게임을 해도 좋다고 말하는데 이것은 반대이다. 하지 않으면 안되는 일을 하고 나서 노는 것이 아니라 하고 싶은 놀이를 하고 나서 숙제를 하는 것이 중요하다.

자신이 즐거운 일이나 정말로 좋아하는 일을 찾아서 그것을 하고 있노라면 인생은 아무 걱정이 없는 것이다. 즐거운 일, 좋아하는 일만 하고 있으면 잘 살 수 있다는 것을 알면 좀처럼 병을 앓지는 않는다.

하지만 사람들은 '그런 일을 하면 안 돼! 그래가지고 어떻게 먹을 것이 생기겠니? 세상은 그렇게 만만한 것이 아니야.' 하는 비난을 한다. 자기의 마음에도 그에 호응하는 요소를 지니고 있는 경우가 많으므로 자기가 좋아하는 일을 하면 이러다가는 너의 인생이 어떻게 되겠느냐 하고 가슴이 무거워진다.

그렇기 때문에 정말로 자기가 좋아하는 일을 해나갈 용기가 없어진다. 비록 좋아하는 일을 찾았어도 지극히 불안해져 그것을 해도 좋다고 생각하기 전에 결국 두려움이 앞서 그만두고 만다. 부모나 회사나 학교나 사회의 가치관에 따라서 '이렇게 하면 주의 사람이나 부모가 안심하겠지.' 하는 생각이 드는 일을 해버리는 것이다. 그러기 때문에 병이 된다.

하지만 자기 나름으로 좋아하는 일을 하고 있다고 생각해도 병에 걸리는 경우가 있다. 그런 때는 차원을 넘어서는 때인지도 모른다. 스스로 모르고 있어 형식주의에 빠져 있을 때가 있다. 마음에 드는 일을 하고 있어도 자기도 모르는 사이에 진정한 자기는 다른 차원으로 가고 싶다고 생각하고 있는 것이다. 지금까지와는 다른 차원이라든가 또 다른 요소가 필요하게 되었을 때 무엇인가의 병을 앓아서 차원을 바꿔나가지 않으면 안 되는 것이다.

문화에 있어서도 그것이 아무리 훌륭해도 너무 지나치게 무르익으면 다음 단계로 넘어가지 못하는 한 쇠퇴해버린다. 그 때 무엇인가가 있어 변한다. 그런 의미의 병도 있는데 당뇨병이라고 하는 것은 이러한 의미가 강한 병인지도 모른다.

1. 당뇨병 사례모음
2. 당뇨병 예방법

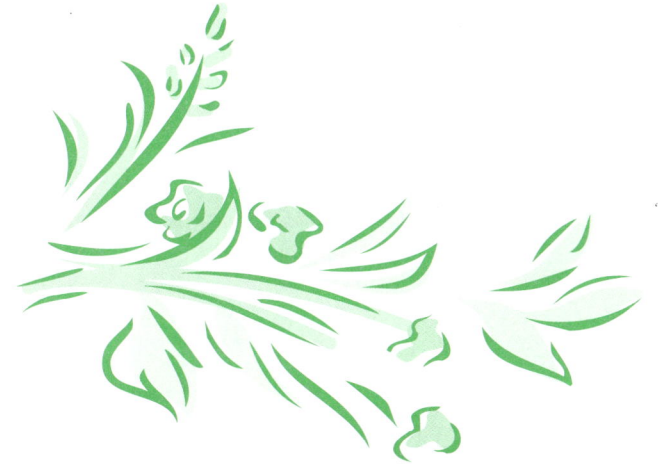

1. 당뇨병 사례모음

사례 1. 식생활이 문제다

72세의 남성이다. 오줌이 자주 마려워 밤에도 몇 번씩이나 화장실을 찾게 되어 전립선 등 비뇨기과의 질병이 아닌가 생각하고 있었다. 그래서 비뇨기과 진찰을 받아보았더니 오줌에 당이 섞여 나오고 혈당치도 높다는 결과가 나와 담당의사의 소개로 병원을 찾게 되었다.

진단 결과 초진시의 식후 혈당이 540mg/dl, 다음날 공복 시의 혈당이 230mg/dl이었다. 문제의 원인을 조사해 보았더니 매일 다량의 술을 마시고 단 것을 좋아해서 하루 4개 정도의 팥빵을 먹고 있었다.

병원에서는 당장 당뇨병 치료에 대한 설명을 해 주었다. 다음으로, "술과 단 것을 딱 끊을 수는 없겠습니까?"하고 물어보았다. 환자는 극단적인 식생활을 권하고 있었다는 것을 깨닫고, "알았습니다. 노력해 보겠습니다."하고 대답했다.

1개월 뒤 식전의 혈당이 100mg/dl, 2개월 뒤에는 식후의 혈당이 100mg/dl로 내려가 경과가 매우 좋았다.

"시장하지 않으십니까? 버틸 만하겠습니까?"

"단 것은 어찌 되었건 술을 끊는 것은 아주 힘들었습니다. 3주 정도는 고통스러웠어요. 배가 고플 때에는 삶은 양배추 같은 것으로 허기를 채웠지요. 하지만 이젠 익숙해졌습니다. 당뇨병 환자는 아무튼 따지거나 변명을 늘어놓거나 하는 사람이 많다고 들었지만 난 한다면 하고 마는 사람이거든요."

이 환자는 반 년 정도는 식이요법만으로 조절을 잘 하고 있었는데 그 뒤 혈당이 조금씩 높아져 다시 나빠지기 시작했다.

현재는 인슐린을 12단위 주사하고 있고 조절의 잣대가 되는 HbA1c(헤모글로빈에이원씨)는 6%전후로 좋은 상태이다. 술은 아주 특별한 경우가 아니고는 마시지 않는다고 했다.

이 사례와 같이 문제를 알게 되면 대책을 강구할 수 있다. 환자의 문제점을 찾아내지 않고 그저 막연하게 당신은 당뇨병이니까 식사는 몇 칼로리를 해야 한다든가, 밥을 어느 정도를 먹으라든가, 하고 지도해도 그것은 지도한 효과가 좋은 결과로 이어지지를 못한다.

사례 2. 외래 치료만으로도 성공

38세의 남성이다. 종합 진찰에서 당뇨병이 발견되어 공복 시의 혈당은 287mg/dl, 오줌 케톤은 2(+)이었다. 병원에서는 입원을 권했지만 본인은 입원을 완강하게 거부했으므로 외래로 식사지도를 하면서 인슐린을 주사했다.

먼저 아침, 점심, 저녁, 하루 세 번 식사 전에 주사하는 것보다 더 좋은 것은 없지만 직업상 그것은 무리한 일이었기 때문에 아침, 저녁으로 하루 두 번만 혼합형 인슐린을 주사하기로 한 것이다. 저녁에는 병원을 찾아오게 해서 인슐린 주사의 확인과 혈당의 자기측정 방법을 지도했다.

인슐린 치료를 시작하고부터 닷새쯤 지났을 무렵 환자의 부인이 찾아와 부디 입원을 하게 해 달라고 간청했다. 그러나 환자 자신은 입원을 거부하는 자세를 굽히지 않았다. 병원에서는 입원의 장점과 단점을 설명하면서 환자의 희망에 따라 외래로 치료를 계속하기로

했다. 그 결과 HbA1c(헤모글로빈에이원씨) 5%대를 유지하고 저혈당도 없어 인슐린을 중지할 수가 있게 된 것이다.

이 환자처럼 입원을 하지 않고도 외래로 치료를 받아 잘된 환자도 적지 않다.

사례 3. 20대 독신남성의 경우

20대 후반의 독신남성이다. 여러 가지를 물어보았더니 그는 조리도구를 전혀 가지고 있지 않았다. 일상적으로 집에서 취사를 하지 않는 것이었다. 아침에는 빵, 점심은 학교급식, 저녁은 컵라면이라는 식생활이었다. 요즘에는 슈퍼마켓 등에서 도시락이나 반찬도 살 수 있으므로 독신남성이라 할지라도 다양하고 풍부한 식생활을 할 수 있게 되어 있다. 그러나 이것은 꽤나 이전에 있었던 사례이어서 당시에는 주변에 그런 편의점이 없었다.

이러한 환자에게 지금부터 식이요법을 해야 한다고 말해도 현실적으로 어렵다. 조리하는 습관이 없는 사람이기 때문에 그렇게 할 수가 없다. 따라서 이 환자에게는 최소한의 조리도구를 장만하게 하고서 그 사용방법이나 요리의 메뉴, 조리법 등을 지도하는 것부터 시작했다.

영양사의 지도 아래 정보를 교환해 나가는 동안에 영양사와 신뢰관계도 서서히 구축하게 되었다. 그렇게 함으로써 식이요법이 환자 자신의 손으로 완전히 조절할 수 있게 되었고 현재까지 좋은 상태를 계속하고 있다.

식이요법은 당뇨병 치료의 기본이다. 표준체중과 환자의 작업량에 따라서 지시 칼로리가 정해져 있고 지시칼로리 가운데에서 식품교환표를 사용하면서 설명, 지도하는 것이 주류를 이루고 있다.

사례 4. 과식은 금물

59세의 이 남성은 식전혈당이 $320\text{mg}/dl$, 식후혈당이 $470\text{mg}/dl$ 이었다. 식사의 내용은 하루 4,000kcal 정도를 섭취하고 있다는 것을 알게 되었다. 환자 자신의 입에서,

"역시 과식한 것이 문제였군요." 하는 말이 나왔다.

의사의 지시칼로리는 1,800kcal이었으므로 과식은 틀림없는 것이었다.

그는 식료품 판매업을 하고 있었기 때문에 언제나 주위에 먹을 것이 널려 있어서 시장기가 생기면 즉시 입에 넣었던 것이다.

환자는 저마다 타고난 체질, 개성, 자라온 생활환경, 식습관 등 모두가 다르다. 따라서 의사가 초면인 환자에게서 사실을 모두 알아낸다는 것은 대단히 어려운 일이다. 환자를 몰아세우면 마음을 닫아버리고 사실대로 말하지 않는다. 환자가 더듬어 나온 생활의 역사나 발자취 그 자체에 일종의 일그러짐 같은 것이 있어 그것이 당뇨병이 발병계기가 된 것은 아닐까. 그 뒤로는 일상생활의 사소한 일그러짐을 놓치지 않고 관찰해서 어김없이 대응해 나가지 않으면 안 되겠다고 생각한다. 그러기 위해서는 갑작스럽게 식사지도로 들어가는 것이 아니라 일반적인 이야기에서부터 문제점을 찾아가는 접근이 치료의 첫걸음이 된다. 의료 측의 일방적인 밀어붙이기식이 아니라 환자와 의대화 과정에서 환자 자신이 깨달아서 문제를 추출하고 대책을 찾아나가야 한다.

사례 5. 쉬운 말로 이해시키자

한 의사의 고백. 환자는 저명한 평론가였다. 한 의사가 당시 근무하던 병원의 원장으로부터 그 환자를 담당하라는 명령을 받았다.

VIP라고 해서 어렵게 생각하지도 않고 그 환자에게 알맞은 설명을 평소와 다름없이 했더니 퇴원할 때 그 환자는 '언어명료, 의미명해'라고 말했다. 그 말은 칭찬하는 말로 느껴졌다.

그 의사는 환자의 사회적인 지위에 구애받지 않고 환자가 이해하기 쉬운 말로 상대해준 것을 칭찬한 말이구나 하고 생각했다.

의사는 환자의 모든 면을 파악하면서 치료하지 않으면 안 된다. 이를테면 가족력, 생활패턴, 취미, 운동, 과거의 비만 등 여러 가지 사항을 의사 입장에서 파악할 필요가 있다. 그것을 시간적인 제한 안에서 실행해 나간다는 것은 여간 어려운 일이 아니다. 그 환자는 참으로 속이 깊은 사람이었다.

사례 6. 과일의 과다섭취

의사와 70대 남성이 혈당치를 측정한 뒤의 대화이다.

"선생님, 오늘은 높았나요?"

"높은 정도가 아닙니다. 230mg/dl이나 되는걸요."

"감귤을 먹었거든요."

"감귤이란 그리 많이 먹을 수 있는 것은 아니잖습니까. 얼마나 먹었는데요?"

"아주 많이 먹었어요. 감귤 한 상자를 먹어버렸어요."

"그럴수가. 어떻게 그렇게 많은 것을……."

"상자에 담겨 있는 감귤에 상처가 생겼어요. 하나가 썩기 시작하면 모두 썩어버려요. 아까운 생각이 들어서 전부 먹어버렸어요."

"그래서 많이 올라간 것이군요."

사례 7. 과식은 금물

신장 174cm, 과거의 최고체중이 75kg이었던 여성과 나눈 대화이다.

"살이 찌고 있을 당시에는 힘 꽤나 쓰셨겠습니다."

"힘도 힘이지만 어지간히 먹었지요."

"무슨 음식을 얼마나 먹었는데요?"

"이를테면 바나나 한 송이를 믹서에 갈아서 우유에 섞어 단숨에 마셔버렸어요."

"하하, 대단한 양이군요."

어느 시기까지 좋아하는 음식을 마음껏 먹던 것을 당뇨병 때문에 제한을 받는다는 것은 대단한 변화다. 그렇게 대단한 변화를 스스로 인식하지 않으면 더 큰 변화가 일어나고 만다.

이러한 식생활을 해온 사람은 당뇨병에 걸린 지금에 와서는 그만큼 먹지 못하는 것을 과거와의 비교로 판단하려고 생각한다. 실제로 하루 1,600 ~ 1,800kcal의 식단으로는 섭섭할 것이다.

"아니, 이것 밖에 먹을 수 없다는 말입니까? 이게 하루의 양이가요? 혹시 한 끼의 양은 아닙니까?"

하고 묻는다. 그러한 차이를 생각하는 사람에게는 또 다른 접근이 필요하게 된다.

사례 8. 계산적인 식이요법

당뇨병은 인지(認知)하고 판단하고 실행해나가는 것이 치료의 하나의 패턴인데 환자 가운데에는 잘못 생각하고 있는 사람도 있다. 이런 예가 있었다.

병원에 50대 여성환자가 입원하게 되었다. 환자 앞에 식사가 나올 때에는 모두 칼로리를 계산해서 나오게 된다. 그 환자는 매 회 병원에서 주는 식사를 자신이 다시 계산한다. 그리고,

"오늘 저녁밥은 30g이 많았어요." 라던가,

"어제 아침밥은 20g이 적었어요."

하고 말한다. 그래서 의사는 환자에게 물어보았다.

"늘 이렇게 계산을 하시나요?"

"네, 늘 계산합니다. 집에 있을 때에도 고기, 생선, 야채, 과일, 전부 저울에 달아서 요리했어요. 버릇이 되어버려 여기에서도 계산을 하지 않으면 안심할 수가 없거든요."

"대단하십니다. 그렇게 열심히 노력하시는데 어째서 조절이 나빠 입원까지 하게 되었나요?"

환자는 묵묵부답이었다. 잠시 후에 모기소리 같은 목소리로 고백했다.

"바로 그 점이라구요. 지시하는대로 매일 계산을 해서 저녁식사까지 그럭저럭 버텨나가지요. 그런데 저녁식사가 끝나 안도의 숨을 쉬면서 오늘 하루도 잘 참았구나 생각하자, 맘이 약해지는 것입니다. 잘 참아서 자신에게 주는 상으로 만두를 2~3개 먹어버려요."

"그래서야 아무리 열심히 계산을 해도 아무 의미가 없질 않습니까?"

마치 코미디와 같은 이야기다. 환자는 모두 이해하고 있다고 생각해도 어딘가에서 모르는 부분이 나타나는 것이다.

이 경우 80점 정도로 열심히 하면 나머지는 다소 먹어도 되지 않을까하는 발상인데 이래서는 열심히 노력한 80점의 의미는 완진히 없어져 (80-20=0)이 되어버린다. 아무리 칼로리 계산에 노력해도 그 노력은 수포로 돌아가 버리는 것이다.

사례 9. 술은 조금만

50대 남성의 입원환자이다. 합병증이 있어 염분의 제한도 실행되고 있었다. 치료를 계속하는 사이에 조절이 좋아졌다. 그런데 어느 날부터 부인에게 전화해서 자기가 먹고 싶어 하는 식품을 가져오게 한 것이다. 병원에서는 금하고 있는 간장이나 소금은 물론 생선회가 먹고 싶다는 등 점점 요구하는 범위가 넓어져 아무리 거절해도 가져올 때까지 끈질기게 전화로 요구하는 것이다. 부인은 어쩔 수 없이 요구를 들어주었다고 한다. 퇴원하고도 좋아하는 술을 하루도 빼놓지 않았다고 한다. 이 환자는 병원 측의 말을 전혀 듣지 않았기 때문에 결국 투석(透析)으로 옮겨버렸다.

사례 10. 운동으로 일석삼조

35세의 남성회사원으로 혈당이 $400mg/dl$을 넘고 있었다. 근무사정으로 입원을 할 수 없어 외래로 당뇨병 교실에 참석하면서 인슐린 주사를 맞기 시작했다.

처음에는 인슐린 치료로 HbA1c도 내려가 쾌유하는 방향으로 향하고 있었으므로 경구혈당 강하제로 바꾸게 되었다. 그는 어업관계의 일을 하고 있기 때문에 아침 일찍이 출근하지 않으면 안된다. 불규칙한 식사가 계속되어 저혈당 기미를 보이게 되자 가끔 경구혈당 강하제도 중단하는 등 상태가 악화되어 버린 것이다.

대책으로서 무엇인가 운동을 해야겠다는 생각해서 에어로빅을 시작하게 되었다. 그 에어로빅이 그에게는 딱 들어맞는 운동이었던 모양이다. 에어로빅을 1주일에 3회나 한 것이 효과를 나타나게 되어 체중도 감량되고 차츰 조절도 좋아져 약이 필요치 않게 되었다.

사례 11. 생활을 바꾸자

74세의 남성이다. 너무 움직이지 않기 때문에 하반신이 매우 약해지고 있다. 당뇨병에 걸린 지 7~8년이 되었고 조절이 어려워 병원을 찾아왔다.

의사와의 인터뷰에서 그는 식탁에 차려놓은 음식은 모두 먹어버린다고 대답했다.

"당신 스스로 냉장고를 뒤져서 먹어 치우는 경우는 없습니까?"

"절대로 그런 짓은 하지 않습니다."

"그래도 괜찮은가요?"

"네, 그것만은 장담할 수 있습니다."

"그러면 우선 눈에 보이는 음식물을 전부 치워버리는 일에서부터 시작합시다."

이리하여 될 수 있는 대로 그의 주변에 음식물을 놓아두지 말도록 가족들에게 당부했다. 이어서 며느리에게 인슐린 주사법을 배우게 해서 정기적인 주사도 게을리 하지 말도록 일러두었다. 거기에 추가해서 하루 2회 20~30분 정도 걷는 운동을 권했다.

처음에는 지팡이를 짚고 걷는 상태였으나 20~30분의 걷기 운동을 반복하는 사이에 지팡이 없이도 걸을 수 있게 되었다. 얼마 지나지 않아서 허리를 쭉 펴고 걷는 모습이 활기에 넘쳤다.

사례 12. 규칙적인 생활

75세의 여성. 치료는 식이요법만 하며 가까운 공원을 하루 2~3회 20~30분씩 걷고 있다. 걷지 않으면 못 견딜 성노로 비가 오는 날에는 걷는 일이 습관처럼 되어버렸다.

무슨 일이고 남에게 의지하지 않고 자신이 하려고 노력하는 그녀는 등의 근육도 단단해서 쭉 곧은 자세가 훌륭했다.

"제일 싫은 일은 집 지키는 일이야. 밖에 나갈 수가 없으니까."

건강하고 힘이 넘치는 생활을 하는 노인에게는 공통점이 있다.

① 자기가 할 수 있는 일은 자기가 한다. 몸을 자주 움직인다.

② 삶의 자세가 긍정적이다. 집에 틀어박혀 있지 않는다.

③ 가족관계가 원만하다.

④ 생활의 리듬이 일정하다. 특히 수면시간이 규칙적이다.

이러한 일들은 규칙적으로 할 수 있으면 치료효과도 상승된다.

사례 13. 간식이 문제다

50대의 남성인데 비만도 없고 정기적으로 운동도 하고 있냐는 것이었다. 그런데 HbA1c가 7% 후반으로 조절이 나쁜 상태가 계속되고 있었다.

'왜 그럴까? 조깅도 열심히 하고 있는데'

하고 그는 이상하게 생각하고 있었다. 자세히 물어보니 하루 일이 끝나고 귀가하는 도중에 시장기를 느끼게 되므로 늘 만두집에 들러서 고기만두를 먹는다는 것이었다. 달지 않아서 별일이야 있겠나 하고 가볍게 생각하고 있었는데 실은 고기만두 한 개는 약 230kcal나 되는 것이었다. 그것을 원상으로 되돌리려면 90분 정도나 걷지 않으면 안된다. 그것이 조절을 악화시킨 원인이었던 것이다. 병에 걸리면 모든 일에,

'병이라는 것을 생각해서' 라는 전제가 따라 다닌다. 이를테면 고기만두 한 개를 먹어도 먹는 데에 소요되는 시간은 약 2분도 걸리지 않을 것이다. 90분 동안 운동해도 고기만두를 먹으면 2분 동안에 도로아미타불이 되는 것이다.

사례 14. 손수하는 주사법

60대의 여성이다. 혈당이 꽤나 높아서 약을 복용해도 내려가지 않았다. 그 때문에 외래에서 매일 저녁 때 1회 중간형의 인슐린을 주사하게 되었다. 그 결과 혈당은 내려가게 되었다. 의사는,

"자신이 주사를 한다면 날마다 찾아 올 필요는 없습니다만……"

하고 말했는데, 아무래도 자신이 주사하는 것은 마음이 내키지 않는다고 말한다. 그 환자는 인슐린 주사바늘이 뱃속에 몇 개나 꽂혀 있는 꿈을 꾸었다고 한다. 그러니 그런 무서운 짓은 절대로 할 수 없다는 것이었다. 하지만 간호사가 반복해서 몇 번이나 가르쳐 주어 자신이 주사할 수 있게 되었다.

인슐린 주사를 아침, 저녁으로 집에서 하게 되고부터는 당초 HbA1c가 11%이었던 것이 6%대로 조절되고 있다.

주사를 하게 되면 심리적으로 어려운 점도 있지만 결심을 하고 해보면 누구나 할 수 있게 되는 것이다.

사례 15. 무리하지 말자

50대의 환자이다. 그는 이미 경구혈당강하제를 복용하고 있었지만 HbA1c가 10% 정도였다. 인슐린 주사는 절대로 맞지 않겠다고 해서 우선 식이요법과 운동요법을 좀 더 정확하게 하도록 했다. 그런데 이 환자는 너무 극단적인 식사제한을 해서 하루 1,200㎉ 밖에 섭취하지 않는 것이다. 운동도 2시간 정도는 매일 걷는다. 그 결과 HbA1c가 7% 후반 정도까지 내려갔다.

그러나 체중이 줄어 40㎏이 넘지 않게 되어 버렸다. 의사는,

"오기를 부리지 마십시오. 지금 당신에게는 인슐린요법이 필요합니다."라고 설명하고 인슐린요법으로 전환했다. 그 결과 체중도 늘

고 HbA1c도 내려갔다.

식사량이 과도하게 줄며 운동량은 과도하게 많아지는 등, 몸에 무리를 계속해서 주면 당뇨병을 악화시키는 경우도 있으므로 주의하지 않으면 안 된다.

사례 16. 환자의 기분을 고려

가요교실을 개설하고 있는 50대 여성의 환자이다. 어느 병원에 2회 입원해서 인슐린 지도를 받았다. 아침 1회의 인슐린 주사는 문제가 없지만 저녁의 주사가 마침 가요교실 수업시간과 중복되기 때문에 부담이 되어버린 것이다. 주사를 맞고 나서 30분 뒤에는 식사를 하지 않으면 안되기 때문에 꽤나 신경을 쓰게 되었다. 차츰 대응하는 것이 곤란해져 우울증까지 나타났다.

친지의 소개로 병원을 찾게 되었는데 내인성(內因性) 인슐린 분비 기능이 매우 약해 적어도 아침, 저녁 2회의 인슐린이 필요하다는 진단결과가 나왔다. 혈당의 수치에서 인슐린 주사가 필요하다는 것은 인정했다. 그러나 저녁때의 인슐린은 아무래도 안 되겠다는 것이었다. 병원에서는, "그럼 하루 1회 아침에만 주사하기로 합시다. 그래서 잘 되지 않으면 그때 다시 생각해 보기로 하시죠."하고 제안했다. 그 뒤로는 하루 1회의 주사를 계속하고 있는데 조절도 좋아 당초에는 8.5%이었던 HbA1c가 6%대로 낮아졌다. 이 경우처럼 치료에 있어서는 환자의 기분을 충분히 고려할 필요가 있다.

인슐린 치료를 받고 있는 환자에게 주사에 대해서 질문했더니 대부분의 환자가, "주사하는 것 그 자체에는 별로 저항을 느끼지 않는다. 그 보다도 오히려 식전에 시간을 재서 인슐린을 주사하지 않으면 안된다는 문제가 고통이다." 하고 대답한다.

사례 17. 혈당 측정은 주기적으로

46세의 남성으로 당뇨병 Ⅰ형이다. 그는 하루 4회의 주사로 HbA1c 5~6%대를 지키고 있었다. 병력도 길고 조절도 좋았다. 뇨중(尿中) 알부민도 정상, 신경장애나 합병증도 없으므로 안심하고 있었다.

그런데 새벽 2시쯤 저혈당 발작을 일으켜 구급차로 병원에 실려 갔다. 의사가 조치를 취해서 바로 회복되었다. 그는 병력도 18년이나 되어 오랫동안 안정되어 있었고 하루 3회 혈당을 재는 습관이 있었다. 그러나 취침 전에는 주 2~3회 밖에는 혈당을 재지 않았다. 일어나 있을 때는 저혈당의 증상을 느낄 수가 있지만 수면 중에는 증상이 나타나기 어려워 발한(發汗)이 있을 정도이므로 출장 등으로 혼자서 자는 경우는 위험하다. 취침 전의 혈당 측정은 매우 중요한 일이다.

사례 18. 저혈당 공포증

60대의 여성이다. 조절이 잘 되지 않는 상태에서 저혈당에 대해 공포감을 갖고 있었다. 아버지가 저혈당으로 사망한 것이 원인이었다. 약간 혈당이 떨어지면 저혈당이 두려워 즉시 음식을 먹어버린다. 그 때문에 언제나 조절이 나쁘다. 그러나 본인이 저혈당이라고 생각해도 혈당자기측정으로는 200mg/dl 정도 일 경우도 있다.

사례 19. 눈속임 검사

식전의 혈당이 좋아도 HbA1c가 9%라고 하는 것은 병원에 오기 전에 혈당을 조절한다는 말이다.

어느 건설회사 사장의 경우인데 부인으로부터 전화가 걸려왔다.

"최근 폭음을 하는 것 같아요. 하지만 병원에 갈 때에는 10일 전부터 술을 딱 끊지 뭡니까. 그런데 검사가 끝나기가 무섭게 접대니 뭐

니 핑계를 대면서 술독에 빠져버리니 이를 어쩌면 좋아요?"

환자의 심리에서 생각하자면 혈당을 5mg/dl이나 10mg/dl이라도 낮추고 싶은 의식이 있다. 평소 적당하게 넘어가려는 마음과는 반대로 검사 전에는 조정해서 다소나마 노력하고 있다는 점을 의사에게 보이고 싶은 심리이다. HbA1c는 그것을 간단히 간파해 버린다.

2. 당뇨병 예방법

1) 균형잡힌 식사

인간의 대뇌 밑에 있는 시상하부에는 만복중추(滿腹中樞)와 섭식중추(攝食中樞)가 있어 배가 부르면 만복중추가 스톱명령을 내리고 배가 고프면 섭식중추가 무언가 먹으라는 명령을 내린다.

음식을 먹으면 혈액 중의 포도당 농도인 혈당치가 상승하여 만복중추를 자극하므로 배가 부르다고 느끼게 되고 혈당치가 내려가면 지방이 분해 되어 유리지방산과 글리세롤이 되는데, 혈액속의 유리지방산이 증가해서 섭식중추를 자극하면 배고픔을 느끼게 된다.

정상인은 혈당치가 약120~130쯤에서 만복이 되는데 비만인 사람은 이 수치가 상승해 있으며 이 상승한 수치에 도달할 때까지 한없이 먹는다.

그밖에 인간의 몸에는 만복의 신호를 보내는 또 하나의 작용이 있다. 위벽이 늘어나면 신경을 통해서 만복중추를 자극하여 배가 부르다는 신호를 보내게 되고, 이렇게 신호를 보내기까지 시간은 대개 식사 후 30분 정도가 걸린다. 그러므로 약30여 분간에 걸쳐 음식을 먹으면 적은 양으로도 포만감을 느끼게 되는데, 숟가락을 들어 식사하는 시간이 10분이 채 안된다면 만복중추에서 배부름의 신호를 보내지 않기 때문에 계속 먹게 될 수밖에 없는 것이다.

① 한번에 많이 먹는 것은 지방을 증가시킨다.

한 끼를 굶으면 다음 식사 때 공복감이 심해져 알맞은 양 이상으로 많이 먹게 되는데 한번에 음식을 많이 먹게 되면 혈당치가 높아지고 이에 따라 인슐린의 분비도 촉진돼 지방세포의 지방합성이 늘어나게 된다. 그러므로 같은 양의 칼로리일지라도 한번에 많이 먹으면 저장 칼로리가 늘어 지방축적이 가속화 된다.

② 일정하지 않은 식사시간은 살을 찌게 한다.

하루의 식사량을 아침, 점심, 저녁으로 나누고 지방을 규칙적으로 소비시키는 것이 이상적인 방법이다. 한 끼에 먹는 양이 적으면 포도당이 금세 소비되어 곧 에너지가 부족하게 되므로 그 에너지를 보충하기 위해 몸에 축적되어 있는 지방을 자꾸 분해하여 단기간 동안에는 살이 빠지게 된다. 그러나 지속적으로 식사를 규칙적으로 하지 않아 이 리듬을 무너뜨리면 체내의 지방이 급격히 늘었다가 줄었다가 하여 체중이 안정되지 않고 오히려 살이 찌게 된다.

③ 간식에는 고칼로리 식품이 많다.

살이 찐 사람들은 간식을 자주, 그리고 많이 먹는 경향이 있다. 물론 적당한 간식은 때로는 생활의 활력소가 되어 이로울 수도 있으나 하루 세끼 이외의 음식물 섭취는 칼로리 과잉이 되므로 비만을 촉진시키게 된다. 간식으로 먹는 식품들이 대부분 고칼로리 식품. 햄버거, 프라이드 치킨, 비스킷, 초콜릿, 아이스크림, 스낵류 등의 인스턴트 식품들은 쉽게 접할 수 있는 간식으로 이들 모두 엄청난 고칼로리 식품들이다.

④ 밤에 먹으면 살이 더 찐다.

똑같은 음식이라도 낮보다 밤에 먹는 것이 살이 더 찌기 쉽다. 사람의 몸속에는 자율신경이 있는데 이 자율신경에는 교감신경과 부교감신경이 있으며, 교감신경은 몸을 움직일 때 필요한 에너지가 잘 공급되도록 해주며, 부교감신경은 몸의 피로를 풀어주어 낮에 사용한 에너지를 보충하고 다음에 쓸 에너지를 축적시켜 주는 작용을 한다. 그러므로 낮 동안은 교감신경의 작용이 활발하여 에너지를 소비하고, 밤에는 부교감신경의 작용이 활발하여 교감신경의 작용을 억제하여 에너지를 축적함으로 같은 음식, 같은 양이라도 낮에 먹는 것보다 밤에 먹는 것이 훨씬 더 많이 지방을 몸 안에 축적시키게 되는 것이다.

⑤ 자연식품으로 식생활을 개선하자.

정백 가공식품(오백(五白)식품=흰쌀, 흰밀가루, 흰설탕, 흰소금, 흰조미료)을 비롯한, 인스턴트 식품과 동물성 식품의 과잉섭취를 줄여야 한다. 췌장에 무리를 주지 않는 섬유질, 비타민, 미네랄, 효소가 풍부한 씨눈 달린 곡식류와 채소류, 버섯류, 해조류, 과일류 등 천연의 자연식품으로 식생활을 개선하면 면역계를 활성화시켜 질병을 예방하고 자연 치유력을 증강시켜 당뇨를 예방할 수 있다.

2)규칙적인 운동

운동을 하게 되면 근육에서 물질대사가 왕성해지므로 많은 영양분이 필요하게 되며 심장박동이 강화되어 혈액량이 많아지게 된다. 그로 인해 혈관이 확장되어 좁아진 모세혈관까지 혈액순환이 원활하게 되고, 섭취된 칼로리를 적절한 운동으로 소비시켜 모든 신체기능의 균형이 유지된다.

또한 운동은 비만을 방지하고 인슐린에 대한 말초조직의 감수성을 높여 당 이용율을 증가시키고 지질대사를 정상화하여 혈당조절에 필수적이며 모든 성인병 예방에도 도움을 준다. 맨손체조, 속보, 등산, 수영, 달리기, 줄넘기 등의 유산소 운동을 생활화하고 적당한 수면과 휴식을 취해야 한다.

① 운동이 부족하면 기초대사량이 낮아집니다.

기초대사량이란 사람이 살아가는 데 필요한 최소한의 에너지로 가만히 안정해 있거나 잠을 자거나 식사를 할 때도 소비되는 칼로리를 말한다. 운동이 부족하면 이 기초대사량이 감소하여 남는 에너지가 지방으로 변해 살이 찌는 것이다.

② 운동이 부족하면 인슐린 분비가 지나치게 왕성해진다.

인슐린은 식욕을 증진시키는 작용과 지방을 축적시키는 작용을 한다.

③ 운동이 부족하면 지방을 만드는 효소작용이 활발해 진다.

④ 운동부족은 지방을 분해하는 호르몬 분비를 막는다.

운동에 의해 분비되는 호르몬 중 카테콜라민(catecholamin)은 지방을 분해하는 작용을 한다. 그래서 운동을 하면 카테콜라민의 분비가 왕성해지면서 살이 빠지게 되는 것이다.

⑤ 운동이 부족하면 근육조직이 감소한다.

운동이 부족하면 근육조직이 감소되어 체력이 떨어진다.

3) 스트레스 예방

식구들을 위해 힘들게 사회생활을 하시는 아빠, 그리고 가사를 돌보시느라 피곤하신 주부, 저녁 늦도록 학교며 학원 등을 다니고 성적 때문에 스트레스 받는 아이들! 모두가 현대를 살아가는 우리들의 생활상 입니다.

적절한 처방은 스트레스를 그때 그때 해소하며 살아가야 한다. 왜냐하면 스트레스는 노화현상과 서로 상승작용을 하여 몸을 약하게 만들기 때문이다.

우리들이 스트레스를 받으면 다량의 칼슘과 마그네슘, 아연 등이 소변을 통해 몸 밖으로 배출되는데 그러면 체내에서는 비타민 C가 많이 소모되고 혈관의 노화가 촉진되는 것이다. 또한 신경은 불안정하고 날카롭고 신경질적으로 변하게 되며, 근육에는 피로물질이 쌓여져 양 어깨의 근육이 뭉치고 온몸이 쑤시는 것이다.

① 기쁘고 긍정적인 사고를 가져야 한다.

긍정적인 마음으로 욕심을 버리고 보람 있는 일을 하면서 살아야 한다. 모든 병은 마음에서 오기 때문이다. 아무리 좋은 음식과 좋은 약을 써도 마음이 상하면 육체도 상하기 마련이다. 스트레스는 한번 쌓이기 시작하면 걷잡을 수가 없이 증폭되기 때문에 늘 마음의 평화를 유지하도록 해야 한다. 마음이 여유로워 지면 기쁨이 생기고 기쁨이 생기면 면역력이 강해지며 면역력이 강해지면 질병도 예방되는 것이다.

② 비타민C와 칼슘을 많이 섭취해야 한다.

비타민C와 안정의 효과가 있는 칼슘을 많이 섭취해야 한다. 그리고 근육을 활성화 시키는 단백질과 혈관을 젊게 해주는 불포화 지방산을 섭취하고 뇌신경의 균형을 유지하게 도와주는 비타민 B1이 많이 함유된 음식을 먹으면서 심신의 안정을 취하는 것이 좋다.

4) 환경오염 및 유해물질 방지

토양, 공기, 물의 환경오염에서 이제는 식품까지 유해물질로 오염되어 정말 어떤 식품을 어떻게 먹어야 할지조차 겁이 난다. 따라서 자연식품을 섭취하고 맑은 공기와 좋은 물을 많이 마셔야 한다. 섬유질과 비타민과 미네랄을 충분히 섭취하면 체내의 유해물질을 몸 밖으로 배출시키는데 도움이 된다.

5) 정기적인 검사

당뇨병 조기발견의 목적은 조기치료로서 합병증을 미리 예방하는데 있다. 당뇨병은 완치가 잘 안되는 병이기 때문에 무서운 것이 아니라, 방치해두면 반드시 합병증을 일으키기 때문에 무서운 병이다. 당뇨병이란 진단을 받고도 그냥 내버려두면 실명(失名)이 되거나 요독증(尿毒症)으로 사망하는 일도 생긴다. 조기발견, 조기치료는 우리의 건강생활을 유지하는 가장 지름길이 되는 생활방법이므로 정기적인 검사를 꼭 받아야 한다